Prof. Dr. med. Martin Storr

LEAKY GUT UN

PROF. DR. MED. MARTIN STORR
DIPL. OEC. TROPH. ANNE IBURG

Leaky Gut und SIBO

Sofortstrategien für einen gesunden Darm

herbig

Bildnachweis

Mit 8 Illustrationen vom Autor: S. 18, 21, 23, 33, 39, 48, 54, 124
Mit 5 Illustrationen von iStock: S. 75 (blueringmedia), 85 (Rudzhan Nagiev), 104 (Irina Shumikhina), 163 (Tetiana Gutnyk), 217 (BRO Vector).
Mit 1 Illustration von Shutterstock/Maman Suryaman: S. 46

Impressum

Umschlaggestaltung von Gramisci Editorial Design, München/Sandra Gramisci, unter Verwendung eines Fotos von Adobe Stock/Grispb und einer Abbildung von Flaticon.com/Freepik.

Gedruckt auf chlorfrei gebleichtem Papier

MIX
Papier | Fördert gute Waldnutzung
FSC® C014889
FSC www.fsc.org

Pfizerstraße 5–7, 70184 Stuttgart
Kosmos.de/servicecenter

ISBN 978-3-96859-087-5
Projektleitung: Nicole Janke
Lektorat und Redaktion: Ulrike Burgi, Köln. www.lektorat-burgi.de
Gestaltungskonzept, Gestaltung und Satz: VerlagsService Dietmar Schmitz, Erding
Produktion: Vanessa Frömmig
Druck und Bindung: Friedrich Pustet GmbH & Co KG, Regensburg
Printed in Germany/Imprimé en Allemagne

Inhalt

Vorwort

Liebe Leserinnen,
Liebe Leser,

wenn die Verdauung und der Magen-Darm-Trakt gut funktionieren, dann spüren wir wenig bis nichts davon, vielleicht gelegentlich ein leises Grummeln und harmloses Pupsen nach Linsen oder Sauerkraut. Wir denken nicht weiter über unseren Darm nach und fühlen uns wohl, unser Bauch ist weder aufgebläht noch hart. Soweit kommt Ihnen das sicher bekannt vor.

Die Schwierigkeiten beginnen, wenn die Verdauung nicht mehr problemlos funktioniert, wenn jeder Gang zur Toilette zur Qual wird – wie es bei vielen Menschen der Fall ist. Möglicherweise auch bei Ihnen? Haben Sie regelmäßig mehr als die üblichen, mitunter scheinbar zu vernachlässigenden Verdauungsbeschwerden, müssen Sie jeden Tag immer wieder pupsen oder spüren Sie regelmäßig ein kräftiges, gerne auch mit Schmerzen verbundenes Rumpeln im Bauch? Dann dürfen Sie sich mit diesem Buch angesprochen fühlen.

Verdauungsbeschwerden sind von Mensch zu Mensch zwar ausgesprochen unterschiedlich, medizinisch werden diese aber erst einmal in einen Topf geworfen und als »Beschwerden aus dem Reizdarmspektrum« bezeichnet. Wenn die Beschwerden kurzfristig auftreten, dann kann auch mal abgewartet werden und Sie sollten sich nicht zu viele Gedanken machen. Wenn die Beschwerden allerdings länger als drei Monate bestehen, ist es spätestens Zeit für eine medizinische Abklärung. Zunächst hat dann der Hausarzt die Fäden in der Hand und orchestriert die Diagnostik und Therapie, für spezielle Untersuchungen überweist er Sie zum Facharzt.

Bei Beschwerden aus dem Reizdarmspektrum geraten mittlerweile sehr schnell die Darmbarriere und deren Durchlässigkeit sowie der dazugehörige Begriff Leaky Gut ebenso wie das Krankheitsbild der Dünndarmfehlbesiedlung (SIBO) in den Fokus. Die

Beschwerden bei diesen beiden Erkrankungsgruppen sind ähnlich, die Diagnostik erfolgt vergleichbar, und auch therapeutisch bestehen einige Ähnlichkeiten. In hoher Geschwindigkeit liefern Wissenschaftler aus der ganzen Welt in den letzten Jahren Neuigkeiten zu Grundlagen und zur Therapie von Leaky Gut und SIBO, und auch den sehr Belesenen fällt es manchmal nicht leicht, mit der Geschwindigkeit der Informationsflut Schritt zu halten. Dem soll mit diesem Buch Abhilfe geschaffen werden.

Mein Buch richtet sich an Menschen mit einem Leaky Gut und/oder einer SIBO, die ihre Beschwerden eigenverantwortlich in den Griff bekommen wollen, und orientiert sich an Fragen, die in der Sprechstunde üblicherweise gestellt werden. In diesem Sachbuch habe ich die wichtigsten Informationen auf dem aktuellen medizinisch-wissenschaftlich Stand zusammengetragen und bewertet. Diese ermöglichen Ihnen, Leaky Gut und SIBO sowie deren Ursachen kennenzulernen, die diagnostischen Möglichkeiten zu verstehen, zur Abgrenzung etwas mehr über Erkrankungen mit ähnlichem Beschwerdebild und ähnlichen Ursachen zu erfahren und verschiedene Therapieformen zu erlernen, um Ihren Darm wieder zu heilen und/oder präventiv Fehlbesiedlungen oder Durchlässigkeiten zu vermeiden.

Erkrankungen an Magen und Darm profitieren meistens von Anpassungen der Ernährungsgewohnheiten und einer Veränderung der Lebensmittelauswahl, sodass wir Ihnen ab S. 163 schmackhafte Rezepte vorstellen, die bei Leaky Gut und SIBO gut geeignet sind, den Weg in ein beschwerdefreies Leben zu erleichtern. So können Sie Ihren Darmbeschwerden begegnen und sich rundum wieder wohlfühlen.

Ich wünsche Ihnen, dass Ihr Wissensdurst durch dieses Buch gestillt werden kann und Sie durch die vielen verschiedenen Anregungen, die den aktuellen medizinischen Wissensstand abbilden, Ihren Weg zu einem gesunden Darm und zu einem zufriedenen Leben finden.

Ihr

Prof. Dr. Martin Storr

Unser Darm – ein Bio-Kraftwerk

Was meinen wir eigentlich, wenn wir von Verdauung reden? Wo beginnt dieser spannende Prozess und wo endet er? Welche Funktionen erfüllt der Darm – und ist er wirklich ein Kraftwerk? Lassen Sie uns gemeinsam auf die physiologischen Abläufe schauen und ein paar Begrifflichkeiten klären.

Starten wir mal ganz profan: Der Verdauungsprozess beginnt mit der Aufnahme von Nahrungsmitteln und endet mit dem Entleeren des Stuhls. Auf diesem Weg gelangen die Nahrungsmittel in verschiedene Abschnitte des Magen-Darm-Traktes. Doch wie reisen die Nahrungsmittel durch den Körper, wie verdaut der Körper sie, und welche Nährstoffe werden aufgenommen? Das schauen wir uns als Erstes an.

Ein Blick auf die Verdauungsorgane

Die Mundhöhle

Die Verdauungsfunktion beginnt streng genommen schon in der Mundhöhle, medizinisch als *Cavum oris propium* bezeichnet.

Das Zerkleinern der aufgenommenen Nahrungsmittel ist ein wichtiger Schritt, der die anstehende Verdauung, die Nährstoffaufnahme, aber auch die Entstehung der Beschwerden maßgeblich beeinflusst. Für die weitere Verdauung ist es wichtig, die Speisen im Mund so lange zu kauen, bis sie weich sind und eigentlich wie ein flüssiger Brei beim Schlucken getrunken werden. Die tiefer liegenden Verdauungsorgane haben keine Zähne mehr, sodass nicht ausreichend Zerkleinertes nicht weiter zerkleinert werden kann und sichtbar in der Schüssel erscheint. Das wollen wir lieber vermeiden.

Woran erkenne ich eine gute Verdauung?

Leichter ist es zu erkennen, wann die Verdauung nicht gut

funktioniert. Dann nämlich sehe ich in der Toilettenschüssel Maiskörner, die Haut von Tomaten und Reste vom Krautsalat. Diese Beobachtung wird von vielen gemacht. In der Tat können Lebensmittel, die nicht ausreichend gekaut wurden, mit dem Stuhlgang erkennbar sein. Hier liegt aber keine Fehlfunktion der Verdauung vor, sondern eine Fehlfunktion des Kauvorgangs. Ursachen sind neben Unwissenheit, wie entscheidend für die Verdauung das Kauen ist, auch hastiges Essen. Hier ist Abhilfe angeraten. Unzerkaute Nahrungsmittel sind vielfach der Grund der Beschwerden, da Unverdautes im Dickdarm von der Darmmikrobiota vergärt und dadurch Blähbauch, Bauchschmerzen, Bauchkrämpfe und Stuhltexturveränderungen verursachen kann.

Neben der mechanischen Zerkleinerung beginnt in der Mundhöhle auch schon die enzymatische Verdauung von Kohlenhydraten. Die Enzyme hierfür kommen aus den Mundspeicheldrüsen. Diese Verdauungsleistung können Sie sogar schmecken, probieren Sie es aus: Je länger Sie auf einem Brot im Mund herumkauen, desto süßer wird dieses schmecken, denn die langkettigen Kohlenhydrate werden dann schon im Mund durch Enzyme in Einzelzucker zerlegt – und diese schmecken süß. Wenn Sie Ihrem Magen-Darm-Trakt etwas Gutes tun wollen, dann kauen Sie länger. Dies verbessert die Verdauungsfunktion, erleichtert die Nährstoffaufnahme und reduziert Beschwerden. Damit hätten Sie bereits einen guten Anfang gemacht, um sich auf Dauer wohler zu fühlen.

Die Speiseröhre

Die Speiseröhre, medizinisch *Ösophagus* genannt, erfüllt keine wesentliche Verdauungsfunktion. Durch die Speiseröhre wird geschluckte Nahrung aus der Mundhöhle in den Magen transportiert.

Der Magen

Der Magen, medizinisch *Ventriculus* oder *Gaster*, hat eine große Aufnahmekapazität, sodass der ankommende Speisebrei zunächst wie in einem Reservoir zwischengespeichert wird. Diese Aufnahmefunktion ist vor allem im oberen und mittleren Bereich des Magens, dem Magenfundus und dem Magenkorpus angesiedelt. Im Magen wird dem Speisebrei Magensaft zugesetzt. Dieser Magensaft enthält neben Magensäure zur Reduktion der aufgenommenen Mikroben auch Enzyme zur Eiweißverdauung. Im Ausgangsbereich des Magens, dem Magenantrum, können durch die Magenmuskulatur nicht vollständig zerkleinerte Lebensmittel weiter zerkleinert werden und der Speisebrei wird kräftig durchmischt. Dies kann man sich wie Teigkneten vorstellen. Es entsteht ein homogener Speisebrei. Große, nicht ausreichend gekaute Stücke und faseriges Material bekommt der Magen aber nicht klein.

Nachdem die Phase der Aufnahme und der Durchmischung abgeschlossen ist, wird der Speisebrei in kleinen Portionen durch den Magenpförtner in den Zwölffingerdarm abgegeben. Diese Weitergabe in kleinen Mengen ist wichtig, um der nun folgenden Verdauungs- und Verwertungsphase ausreichend Zeit zu geben und die Verdauung so effektiv wie möglich zu garantieren. Je nach Menge der aufgenommenen Mahlzeit kann die vollständige Magenentleerung mehrere Stunden dauern, wobei flüssige Inhalte den Magen schneller und fett- oder ballaststoffreiche Speisen den Magen langsamer verlassen.

Der Darm

Im Laufe eines Lebens ist unser Darm mit etwa 30 Tonnen Nahrung und 100 000 Litern Flüssigkeit konfrontiert – eine gigantische Menge! Glücklicherweise kommt nicht alles auf einmal an. Damit aus dem Speisebrei die Nährstoffe aufgenommen werden können, braucht es eine Kontaktfläche zwischen innen und außen. Diese Kontaktfläche stellen die Schleimhautzellen des Darms her. Um die Kontaktfläche zu vergrößern, haben die Schleimhautzellen fingerförmige Ausstülpungen, diese werden Microvilli genannt. Bildlich kann man sich das ähnlich zu einer Seeanemone vorstellen. Da diese Vergrößerung nicht ausreicht, ist die Schleimhaut im Dünndarmbereich zusätzlich in Zotten angeordnet. Durch die Zotten wird eine Oberfläche von etwa 30 m^2 erreicht, durch die Microvilli wird diese Oberfläche auf ca. 400 m^2 vergrößert. Es steht nun nichts mehr im Weg, die Nährstoffe in den Körper aufzunehmen.

Der Dünndarm

Der Dünndarm besteht aus den drei Abschnitten Zwölffingerdarm (*Duodenum*), Leerdarm (*Jejunum*) und Krummdarm (*Ileum*) und ist dehnungsfähig und dadurch etwa 4–6 Meter lang.

Im Zwölffingerdarm, der seinen Namen aufgrund seiner Länge (zwölf Finger = ca. 25 cm) erhalten hat, werden dem Speisebrei Verdauungssäfte aus Galle (*Vesica biliaris*) und Bauchspeicheldrüse (*Pankreas*) zugesetzt – die intensivste Phase der Verdauung beginnt. Der alkalische Pankreassaft neutralisiert den sauren Magensaft und Verdauungsenzyme spalten nun Kohlenhydrate, Fette und Eiweiße in für den Körper aufnehmbare Bestandteile auf. Der Gallensaft wird bei Fettverdauung und der Aufnahme von fettlöslichen Vitaminen benötigt. So werden zum Beispiel Gallensalze und Vitamin B_{12} am Ende des Dünndarms, dem terminalen Ileum, aufgenommen. Durch eine Art Ventil mit Rücklaufschutz, die Ileozökalklappe, gelangt der nun nährstoffarme Speisebrei in den Dickdarm. Er besteht aus Wasser, Verdauungsresten und nicht aufgenommenen Nährstoffen.

Wer putzt eigentlich den Dünndarm?

Der Dünndarm hat ein eigenes Reinigungsprogramm. 90 Minuten nach der Nahrungsaufnahme ist der größte Teil der Verdauung erledigt. Dann beginnt das Putzprogramm. Eine rasche Abfolge von Muskelkontraktionen vertreibt Verdauungsreste aus dem Dünndarm. Diese Kontraktionswellen werden migrierender Motorkomplex (MMC) genannt – es sind diese Wellen, die uns von innen putzen.

Wenn wir zwischen den Hauptmahlzeiten keine Essenspausen einhalten, können diese Reinigungswellen nicht wie vorgesehen einsetzen. Eine fehlende Reinigungsfunktion begünstigt im Dünndarm eine bakterielle Fehlbesiedlung, und dies verursacht Beschwerden. Was lernen wir daraus? Ein sauberer Darm braucht auch tagsüber ausreichend lange Pausen. Kontinuierliche Nahrungs- oder Getränkeaufnahme ist daher kontraproduktiv.

Der Dickdarm

Der Dickdarm (*Kolon*) besteht aus Grimmdarm, Wurmfortsatz (*Appendix*) und Mastdarm (*Rektum*) und ist in etwa 1–1,5 Meter lang. Der Wurmfortsatz hat keine Aufgabe bei der Verdauung, vielmehr ist er Teil des Immunsystems des Darms und Reservoir für die Regeneration und Stabilität der Darmmikrobiota. Im Dickdarm werden dem Nahrungsbrei verbliebenes Wasser und Mineralstoffe entzogen. Schleimstoffe helfen dabei, dass die unverdaulichen Speisereste am Ende als Stuhl ausgeschieden werden können. Damit wir nicht kontinuierlich auf Toilette gehen müssen, wird der Stuhl im Mastdarm gespeichert, bis eine gewisse Menge vorhanden ist, die durch den After (*Anus*) entleert wird.

Die Aufgaben des Darms

Um zu verstehen, was bei Verdauungsstörungen, wie sie bei einem Leaky Gut und Dünndarmfehlbesiedlung auftreten, passiert, wollen wir uns angucken, was unser Darm und die Darmbarriere leisten und welche Rolle Darmbakterien dabei spielen.

Die Darmfunktion kann in zwei wesentliche Funktionen unterschieden werden: Die eine ist die Verdauung mit Zerlegung der Nahrungsmittel in ihre Bestandteile, Aufnahme von wichtigen Inhaltsstoffen und Abtransport der verbleibenden Verdauungsreste. Die andere ist die Abwehr- und Schutzfunktion gegenüber krank machenden Mikroben und Giftstoffen.

Die Verdauungsfunktion sorgt dafür, dass alle Lebensmittel, die im Mund bis zu einem Brei zerkleinert wurden, im Magen vorverdaut und in kleinen Portionen in den Dam weitergereicht werden, in einzelne Nahrungsbestandteile zerlegt und dann in den Körper aufgenommen werden. Dieses Zerkleinern und Zerlegen von Nahrungsmitteln ist äußerst komplex, und für Proteine, Fette und Kohlenhydrate werden unterschiedlichste Verdauungsschritte benötigt.

An dieser differenzierten Verdauung sind verschiedenste Organe beteiligt, die wiederum Teilfunktionen unterstützen und je nach Bedarf Verdauungssäfte und Verdauungsenzyme produzieren und in die Verdauungsabläufe einfließen lassen. Ein hochkomplexes Zusammenspiel von Darm, Leber, Gallenwegen, Bauchspeicheldrüse, Verdauungssäften und Enzymen, koordiniert durch nervale und hormonelle Mechanismen, sorgt dafür, dass dieses Zerlegen des Nahrungsbreis perfekt funktioniert und am Ende einzelne Nährstoffe an der Darmbarriere ankommen, die aufgenommen werden können.

Im Laufe eines Lebens …

… verwertet jeder Mensch durchschnittlich:

100 000 Liter Mineralwasser

8000 Liter Milch

80 000 Tassen Kaffee

7000 Liter Bier

4 Tonnen Rindfleisch

2 Tonnen Hühner

3 Tonnen frisches Obst

3,5 Tonnen Zucker

20 000 Eier

100 000 Scheiben Brot

Die erste Funktion: eine Barriere bilden

Aufgenommen werden durch die Darmbarriere aber nur die für uns wichtigen Bestandteile wie die Makronährstoffe Fette, Aminosäuren und Zuckermoleküle sowie Vitamine, Spurenelemente, Salze und Wasser. Nahrungsbestandteile, die nicht benötigt werden, wie schädliche oder giftige Bestandteile, Mikroben wie Bakterien, Pilze und Viren und nicht Verwertbares, wie nicht verdauliche Ballaststoffe und Faserstoffe, werden über die Darmbarriere nicht aufgenommen oder im Falle von Mikroben mithilfe des Immunsystems abgewehrt. Genau dies ist die Aufgabe der Darmbarriere, an der Darmbarriere entscheidet sich sozusagen, was aufgenommen wird und was nicht. Zu diesem Zweck muss die Darmbarriere durchlässig sein, sonst könnte ja nichts in den Körper hinein. Diese Durchlässigkeit wird wissenschaftlich Permeabilität genannt.

Unsere Darmbarriere ist also immer durchlässig. Haben wir demnach alle einen Leaky Gut, per definitionem eine Darmdurchlässigkeit? Streng wissenschaftlich kann dies mit Ja beantwortet werden, denn eine undurchlässige Darmbarriere wäre mit dem Leben nicht vereinbar. Eine physiologische Permeabilität und damit ein Leaky Gut ist demnach der Normalzustand. Das ist aber nur eine Seite der Wahrheit, denn wenn von einem Leaky Gut gesprochen wird, ist oftmals etwas anderes gemeint. Gemeint ist, dass die Darmdurchlässigkeit über das notwendige Maß hinaus gesteigert ist. Daher werden wir der Einfachheit halber im weiteren Verlauf für die physiologische Durchlässigkeit den Begriff Permeabilität verwenden und die gesteigerte Durchlässigkeit als Permeabilitätsstörung oder Leaky Gut bezeichnen.

Die zweite Funktion: eine Abwehr aufbauen

Die zweite wichtige Funktion des Darms ist die Abwehrfunktion, die sich an der Darmbarriere abspielt. An der Darmbarriere entscheidet sich nämlich, welche Mikroben nützlich und welche schädlich sind und welche Nahrungsbestandteile durch die Schleimschicht und die Darmschleimhaut mechanisch abgewehrt werden können sowie bei welchen Bestandteilen oder Eindringlingen die eigene Darmflora und das körpereigene Immunsystem eingreifen müssen.

In der Tat ist unser Darm das größte Abwehrorgan des Körpers, das ist uns vielfach nicht ausreichend bewusst. Streng genommen ist gegessener Darminhalt zwar innen, im Darm, aber bezogen auf den Körper gehört der Darminhalt zur Außenwelt und muss erst noch verdaut werden und Einlass erhalten. Was im Darm ist, ist eben noch lange nicht im Körper! Die Darmbarriere ist das Schutzschild zwischen innen und außen. Daran wird erkennbar, dass die Darmbarriere nicht nur für die Verdauungsfunktion und die gezielte Aufnahme von Nährstoffen wichtig ist, sondern auch noch ganz andere Aufgaben hat. Was durch die Darmbarriere hindurchgelangt, wird über die Blutbahn, die Lymphbahnen oder als Signal über das Nervensystem und das Immunsystem im gesamten Körper verbreitet.

Dies erklärt sehr gut, weshalb Störungen der Darmbarriere Konsequenzen nicht nur am Darm, sondern auch auf unseren gesamten Körper haben. Es erklärt auch, weshalb es bei Darmbarriereproblemen wie Leaky Gut und SIBO nicht nur zu Verdauungsbeschwerden, sondern auch zu Symptomen und Funktionsstörungen, die wir nicht am Darm verorten, kommt. Beispiele hierfür sind Migräne, Juckreiz, Hautausschläge oder eine laufende Nase.

Wissenschaftliche Irrtümer

Der Begriff Darmflora beruht auf der veralteten wissenschaftlichen Vorstellung, dass Bakterien und Pilze zum Pflanzenreich gehören. So dachte man bei Darmbakterien auch an die Flora. Der Begriff Darmfauna wäre aber ebenfalls nicht korrekt, da Bakterien eine eigene Domäne bilden und Pilze neben dem Pflanzenreich und dem Tierreich ein eigenes Reich sind.

Um seine Funktionen ordentlich auszuführen, stehen Darm und Hirn in regem Austausch. Der Begriff Darm-Hirn-Achse umfasst die Kommunikationswege und das Zusammenspiel von Darmnervensystem und zentralem Nervensystem (Rückenmark und Gehirn). Seit einigen Jahren wissen wir, dass auch die Darmbakterien in dieser Kommunikation mitsprechen. Daher hat sich auf wissenschaftlicher Ebene der Begriff Mikrobiom-Darm-Hirn-Achse etabliert. Hierüber können die Darmbakterien mit uns kommunizieren und Emotionalität, Psyche, Stoffwechselvorgänge und Bedürfnisse mitgestalten. Interessant, denn im weitesten Sinne ermöglicht dies, dass sich unsere Darmflora unter anderem ihr Essen und Trinken selbst bestellt. Bei Krankheiten, wie der Dünndarmfehlbesiedlung, die an der Darmflora für Unordnung sorgt und Spuren hinterlässt, ist der Zusammenhang zwischen Fehlbesiedlung und Heißhungerattacken für die Betroffenen sehr gut spürbar. Dies kann auch bei anderen Erkrankungen des Leaky-Gut-Formenkreises spürbar werden oder auch gegenteilig auftreten wie bei Übelkeit und Appetitverlust. Noch verstehen wir die Sprache der Darmbakterien kaum, aber ich bin zuversichtlich, dass wir die Signale der Darmbakterien schon in naher Zukunft entschlüsseln und besser verstehen werden.

Mögliche Störungen der Darmfunktionen

Störungen der Darmbarriere und der Darmmikrobiota haben lokale Konsequenzen im Darm, und über die Darm-Hirn-Achse auch Konsequenzen im ganzen Körper, die nicht an die Organe gebunden sind.

Wir wissen inzwischen: Ein gesunder Körper benötigt einen gesunden Darm, und ein gesunder Darm ist erkennbar an einer reibungslos funktionierenden Verdauung im perfekten Zusammenspiel mit der Darmbarriere, dem darmeigenen Immunsystem, dem Darmnervensystem und einer gesunden Darmmikrobiota.

Doch entspricht unser Körper einem Bioreaktor, und so produziert der Darm durchaus auch reichlich Abgase. Darmgase entstehen durch bakterielle Fermentierung von nicht verwertetem

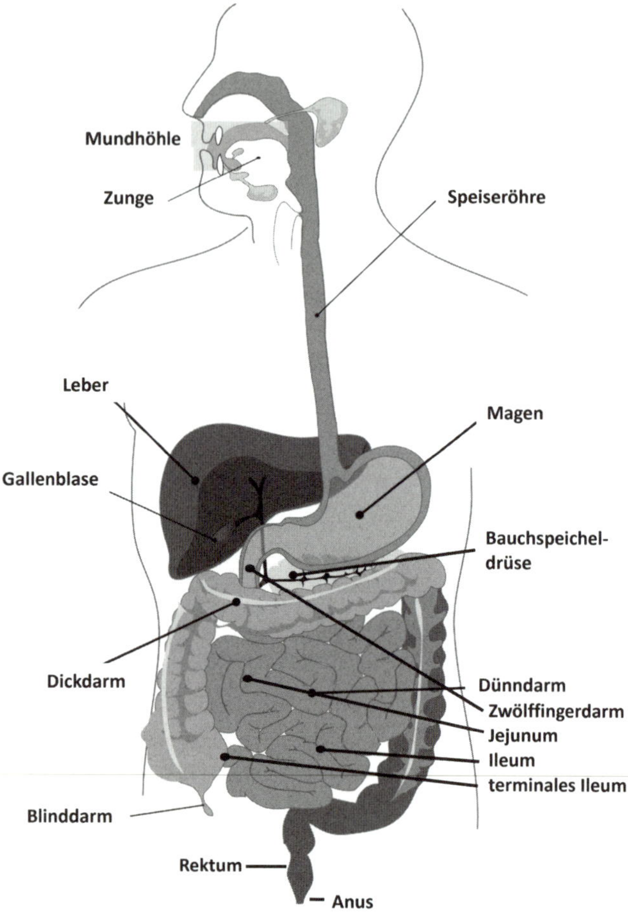

Übersicht über die anatomische Lage der Verdauungsorgane

Darminhalt durch die Darmmikrobiota. Nur ein geringer Teil der Darmgase entsteht durch verschluckte Luft oder durch Gase in Lebensmitteln und Getränken, wie zum Beispiel im Sprudelwasser und in Limonade. Ein größerer Teil der Gase entsteht durch die aufgenommene Nahrung. Das bedeutet, dass die Darmmikrobiota für die Produktion der übelriechenden Darmgase verantwortlich sind, da sie Gase bei der Zersetzung von Lebensmitteln produzieren.

Wie können wir dieser Tatsache begegnen? Die Darmflora ist in unserem Darm sehr stabil, auf diese können wir nur wenig Einfluss nehmen. Es sind auch keine Therapien bekannt, die unsere Darmmikrobiota so verändern, dass weniger übelriechende Gase entstehen. Doch eine gezielte Lebensmittelauswahl ist der Weg, die Menge der entstehenden Gase zu beeinflussen. Und auch für den Geruch kann über die Lebensmittelauswahl entscheidend Einfluss genommen werden. Um übelriechende, schwefelhaltige Gase zu produzieren, braucht es schwefelhaltige Lebensmittel. Wenn davon weniger gegessen werden, wird der Geruch weniger übelriechend. Hier setzt die FODMAP-Diät an, über die Sie später noch mehr lesen werden (ab S. 232 ff.).

Lebensmittel, die Darmgase beeinflussen	
Steigern üblen Geruch	Bohnen, Eier, Eierprodukte, Fisch, Fischerzeugnisse, Fleisch, Fleischerzeugnisse, Geräuchertes, Kohl, Knoblauch, Krabben, Pilze, Spargel, Schnittlauch, reifer Hartkäse, scharfe Gewürze, Zwiebel
Reduzieren üblen Geruch	Heidelbeeren, Joghurt, Petersilie, Preiselbeeren, grüner Salat, Spinat

Wir wollen aber nicht vergessen, dass die Entstehung von Darmgasen ein völlig normaler Vorgang ist. Im Durchschnitt lässt jeder von uns 10–20 Winde am Tag abgehen. Diese sollten wir nicht aus Scham unterdrücken, denn dann entstehen Bauchschmerzen und langfristig chronifizierte Reizdarmbeschwerden. Wenn sich also Darmgase ankündigen, rasch um die Ecke oder auf die Toilette gehen, denn unterdrücken schadet Ihrem Körper. In diesem Punkt hatten es Menschen im Mittelalter bedeutend leichter, damals gehörte öffentliches Pupsen zum guten Ton.

Was ist eigentlich ein Leaky Gut? Das Geheimnis unserer Darmbarriere

Die Darmbarriere ist unsere Grenzschicht im Darm, an der sich entscheidet, was aus dem Darminhalt in den Körper hineindarf und was draußen bleiben oder sogar abgewehrt werden soll. Die Durchlässigkeit durch die Darmbarriere wird durch verschiedenste Schutzmechanismen reguliert. Die Darmbarriere ist also grundsätzlich durchlässig. Wenn diese Durchlässigkeit jedoch erhöht ist, dann sprechen wir von einer Durchlässigkeitsstörung, die oftmals auch als Leaky Gut bezeichnet wird. Solche Darmbarrierestörungen führen dazu, dass über den Darm verschiedenste Partikel unkontrolliert in unseren Körper gelangen können. Und dann wird es problematisch.

Wunderwerk Darm

Die Darmbarriere umfasst eine sehr große Fläche. Wenn wir alle Falten, Zotten und Mikrovilli des Darms flach ausbreiten würden, dann wäre diese Grenzschicht in etwa 400 Quadratmeter groß! Diese Fläche übertrifft die Oberfläche unserer Haut um ein Vielfaches, denn bei der Haut gibt es keine Oberflächenvergrößerung durch Zotten und Mikrovilli. Diese große Fläche benötigt unser Körper, um aus dem Speisebrei alles, was in den Körper aufgenommen werden soll, aufzunehmen. Wäre die Fläche kleiner, wie bei einem Kurzdarmsyndrom, bei dem die Länge des Dünndarms verkürzt ist, oder wie bei Darmentzündungen, bei denen die Zottenstruktur gestört ist, könnten Nährstoffe nicht ausreichend aufgenommen werden und der Körper rutscht in eine Mangelversorgung.

Was die Darmbarriere leistet

Die Darmbarriere ermöglicht eine gezielte Aufnahme von notwendigen Nährstoffen und weiteren erwünschten Nahrungsbestandteilen wie Vitaminen, Spurenelementen und Wasser. Sie schützt vor ungewollten Nahrungsbestandteilen wie Giftstoffen und entzündungsfördernden Nahrungsbestandteilen sowie vor Eindringlingen wie Bakterien, Viren, Pilzen und Parasiten. Für unseren Körper also unabdingbar!

Schauen wir zunächst auf den Aufbau und die physiologische Funktion dieser Barriere.

Die Darmbarriere besteht aus vier wesentlichen Schichten mit unterschiedlichen Funktionen. Wir unterscheiden dabei eine innenliegende Bindegewebsschicht, darüber einer Schicht aus Darmschleimhautzellen, daraufliegend eine Schleimschicht und als äußerste Schicht die aufgelagerte körpereigene Darmmikrobiomschicht.

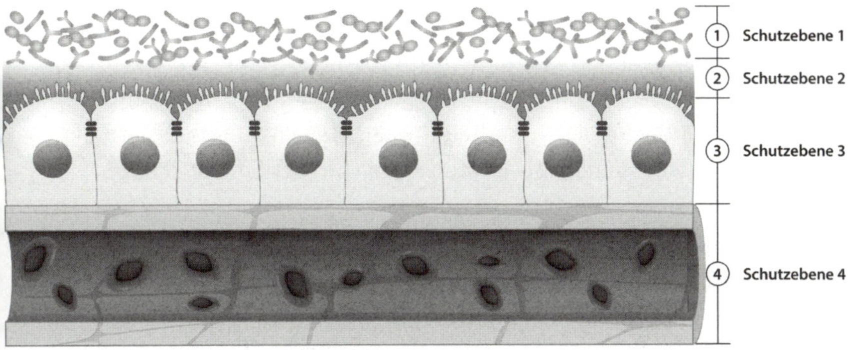

Schutzebene 1: Darmflora (intestinale Mikrobiota) = mikrobielle Barriere
Schutzebene 2: Schleimschicht = physikalische Barriere
Schutzebene 3: Darmschleimhautzellen = mechanische Barriere
Schutzebene 4: Bindegewebsschicht = immunologische Barriere

Aufbau der Darmbarriere mit vier Schutzebenen

Die Bindegewebsschicht

Die **Bindegewebsschicht** besteht aus Bindegewebe, Blutgefäßen und Abwehrzellen. Sie regelt zum einen den Weitertransport der gezielt aufgenommenen Nahrungsbestandteile und zum anderen die Abwehr von eingedrungenen schädlichen Mikroben oder Substanzen. Verschiedenste Abwehrzellen produzieren hier Antikörper (Antikörper vom Typ Immunglobulin A; IgA) und körpereigene Abwehrstoffe, die beispielsweise in die schützende Schleimschicht abgegeben werden und dort Abwehrfunktionen vollenden. Die Abwehrstoffe werden je nach ihrer Funktion als Defensine, zur Abwehr von Bakterien und Pilzen, Lysozyme, zur Zersetzung von bakteriellen Zellwände, oder Chemokine, zum Anlocken von Abwehrzellen, bezeichnet.

Der Darm ist aufgrund seiner Fläche und seiner Funktion als Mediator unser größtes Abwehrorgan. Rein rechnerisch finden sich fast 80 % der Abwehrzellen des Körpers im Darm. Wissenschaftlich wird das Abwehrsystem im Darm als GALT (engl.: *gut associated lymphatic tissue, darmassoziiertes Lymphgewebe)* bezeichnet. Dass gerade im Darm derartig viele Immunzellen angesiedelt sind, ist demnach kein Zufall, sondern der Darmfunktion geschuldet. An der Grenzschicht des Darms tritt unser Körper am intensivsten in Kontakt mit Fremdkörpern und Keimen aus der Umgebung. Aufgrund der Koordination der Abwehrfunktion wird die Bindegewebsschicht als immunologische Barriere bezeichnet.

Die mechanische Barriere

Über der Bindegewebsschicht liegt eine **mechanische Barriere**. Diese mechanische Barriere besteht aus Darmschleimhautzellen, die flach nebeneinander liegen. Diese Schleimhautzellen sind an ihren Kontaktflächen dicht verklebt, damit auch die Zwischenräume zwischen den Zellen abgedichtet sind. Diese Verklebungen bestehen aus speziellen Proteinen, die, vergleichbar einem Klettverschluss, geöffnet und verschlossen werden können. Sie werden Schlussleiste (engl. *tight junctions*, dichte Verbindungsstellen) genannt. Die Darmschleimhautzellen und die Schlussleiste kontrollieren den geordneten Durchtritt von Nährstoffen und anderen erwünschten Nahrungsbestandteilen.

Dieser Durchtritt kann entweder durch die Zellen hindurch (transzellulär) oder durch die Spalträume neben den Zellen (parazellulär) erfolgen. Beim Durchtritt durch die Zellen unterscheiden wir einen passiven Durchtritt, also ohne spezielle Transporter, und einen aktiven Durchtritt mithilfe spezieller Transportkanäle. Dieser transzelluläre Durchtritt ist vor allem für kleine Partikel und für die gezielte Aufnahme geeignet. Der Durchtritt durch die Spalträume hingegen ist eher für größere Partikel gedacht und erfolgt entweder durch eine kontrollierte, gezielte Öffnung für Erwünschtes oder durch ein unkontrolliertes Aufbrechen der Schlussleiste. Mit den Ursachen der unkontrollierten Durchlässigkeit beschäftigen wir uns später (ab S. 48).

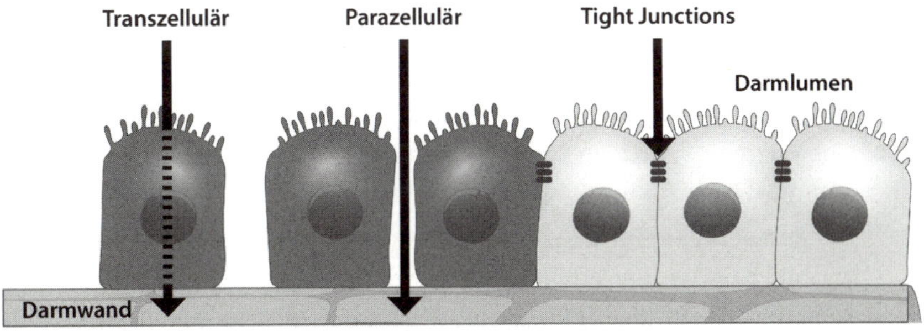

Transzelluläre und parazelluläre Passage der Darmbarriere

Die physikalische Barriere

Auf der Schleimhautzellschicht liegt die Schleimschicht, die **physikalische Barriere**. Die Schleimschicht schützt die Schleimhautzellen vor mechanischen Belastungen, also vor spitzen und festen Nahrungsbestandteilen, die die Schleimhautzellen verletzen könnten. Darüber hinaus schützt die Schleimschicht vor schädlichen Bakterien und Substanzen, die sich im Schleim verfangen und dadurch verhindern, dass diese zur Darmschleimhaut vordringen. Die Schleimschicht besteht aus dem eigentlichen Schleim, dem *Mukus*, und aus antibakteriellen Substanzen, durch die Bakterien und andere Mikroben abgetötet werden. Diese antibakteriellen Substanzen werden als Defensine von Immunzellen der Darmbarriere und als Bacteriocine von Bakterien der Darmmikrobiota gebildet und in die Schleimschicht abgegeben. Weiterhin finden sich im Schleim lösliche Antikörper vom Typ sIgA, die von Immunzellen gebildet werden und die Keimabwehr unterstützen.

Diese unglaubliche Menge von 4–5 Litern Schleim wird jeden Tag – von uns unbemerkt – produziert und abgegeben, um die Darmbarriere funktionsfähig zu erhalten. Eine erstaunliche Leistung unseres Körpers!

Je nachdem, wo wir uns im Darm befinden, ist die Schleimschicht geringer ausgeprägt, so z. B. im Dünndarm, passend zur Nährstoffaufnahme, die durch eine dickere Schleimschicht nicht gelingen würde, oder stärker ausgeprägt, wie im Dickdarm, passend zur Transportfunktion für Verdauungsreste.

Die mikrobielle Barriere

Die vierte wesentliche Schicht der Darmbarriere ist die **mikrobielle Barriere**, die aus der Darmmikrobiota besteht und mit der Schleimschicht einen fließenden Übergang schafft. Die Darmmikrobiota bildet hier einen dünnen gelartigen Schutzfilm auf der Schleimschicht, der als Biofilm bezeichnet wird. Schon im Biofilm wird entschieden, was an größeren Teilchen und Mikroben durch die Darmbarriere hindurch oder zumindest tiefer in die Darmbarriere hineindarf und was nicht. Im Biofilm werden vor allem Schädlinge wie Bakterien, Viren und Parasiten abgewehrt. Die Bakterien der Darmmikrobiota können Eindringlinge eigenständig abwehren oder Signale über aufgetretene Gefahren an das Immunsystem geben. Es können sogar einzelne Eindringlinge eingefangen und an Immunzellen aus der Bindegewebsschicht weitergereicht werden, um gezielte Abwehrmaßnahmen zu ermöglichen. Die Immunzellen, denen solche Eindringlinge weitergereicht werden, sind Fresszellen vom Typ dendritische Zellen, die aus der Bindegewebsschicht heraus durch die Zwischenräume der Schleimhaut Fangarme, sogenannte Pseudopodien, bis in das Darmlumen ausstülpen können und hier die Eindringlinge einfangen.

Schleimfressende Bakterien – gibt es das überhaupt?

Im Zusammenhang mit dem Leaky Gut und der Dünndarmfehlbesiedlung sind vor allem die Schleimschicht und die Darmmikrobiota im Fokus und werden intensiv beforscht. Auffällig ist, dass mit den veränderten Ernährungsgewohnheiten moderner Gesellschaften Darmbarriereschäden und erhöhte Durchlässigkeiten zunehmen. Dies steht nicht nur mit Verdauungsproblemen und Funktionsstörungen in Zusammenhang, sondern auch mit der Entstehung von vielen anderen Erkrankungen wie Allergien, atopischer Dermatitis, Diabetes, Autoimmunerkrankungen, multipler Sklerose usw. Die Liste der Erkrankungen, die durch Darmbarriereschäden verursacht, mit verursacht oder verschlimmert werden, wird immer länger, sodass der griechische Arzt Hippokrates mit seiner antiken Feststellung, »Alle Erkrankungen beginnen im Darm«, vermutlich recht behalten hat. Wissenschaftler identifizieren gerade die Schleimschicht als Ursache für diese Zunahme. Das hat folgenden Grund. Darmbakterien nutzen zu ihrer eigenen Ernährung Ballaststoffe aus unserer Ernährung. Die moderne Ernährung wird aber zunehmend ballaststoffärmer, sodass die Darmbakterien zunehmend hungern. Der durchschnittliche Ballaststoffgehalt in Deutschland liegt bei 22 g/Tag, empfohlen werden mindestens 30, besser sogar 40 g/Tag. Vor 100 Jahren lag der durchschnittliche Ballaststoffgehalt bei etwa 100 g/Tag.

Das Problem mit den fehlenden Ballaststoffen

Eine zu geringe Ballaststoffzufuhr verursacht demnach einen Mangel an Nährboden für die Darmmikrobiota, was in Folge dazu führt, das einzelne Mikroben in Ermangelung von Ballaststoffen den Darmschleim als Nahrungsquelle verwenden. Dadurch wird die Darmbarriere dünner und schwächer. Aktuelle Studien belegen, dass dieser Mechanismus zu den schädigendsten Mechanismen an der Darmbarriere gehören. Die Arten *Akkermansia muciniphila*, *Akkermansia glycaniphila*, verschiedenste Clostridienstämme und Prevotella sowie zahlreiche weitere sind als muzinabbauende, also als darmschleimabbauende Arten bekannt. Da der Ballaststoffmangel auch ein treibender Faktor für die Artenverarmung der Darmmikrobiota ist, zeigt sich deutlich, wie vorrangig eine Erhöhung des Ballaststoffanteils in der Ernährung ist. Dabei sollte es immer um das Ziel gehen, die Darmbarriere zu stärken und die Erhöhung der Durchlässigkeit der Darmbarriere zu normalisieren.

Bei der Verwertung der Ballaststoffe durch die Darmbakterien entstehen kurzkettige Fettsäuren (SCFA) wie Acetat, Propionat und Butyrat, von denen Butyrat für die Darmbarriere die wichtigste Fettsäure zu sein scheint. Diese SCFAs wiederum stellen Nährstoffe für die Epithelzellschicht dar, eine weitere Ursache, wie Ballaststoffmangel die Darmbarriere schwächt.

Mit dem Wissen, dass Ballaststoffmangel die Artenvielfalt reduziert, zeigt sich auch, weshalb dieser als Risikofaktor für eine Dünndarmfehlbesiedlung gilt, denn die Verarmung der Arten erlaubt es aggressiven Mikroben, den frei gewordenen Lebensraum zu besetzen. Hieran wird auch erkennbar, weshalb Ballaststoffe und schleimschichtstärkende Maßnahmen, wie z. B. die Einnahme von Xyloglycan, geeignete Maßnahmen sind, eine Dünndarmfehlbesiedlung zu vermeiden bzw. zu behandeln.

Wie Sie genügend Ballaststoffe aufnehmen

So kommen Sie auf mindestens 30 g Ballaststoffe am Tag (1 Portion = 125–150 g; Haferflocken 50 g):

1 Apfel 2,5 g

1 Portion Beeren 2,5 g

1 Portion Brokkoli 4,5 g

1 Portion Paprika 5,4 g

1 Portion Karotten 3,6 g

1 Portion Haferflocken 5 g

1 Banane 3,2 g

2 Scheiben Vollkornbrot 8,1 g

Summe: 34,8 g

Praxistipp für zusätzliche Ballaststoffe:

Flohsamenschalen geschrotet 2 TL = 5 g

Akazienfaser 2 TL = 9 g

Leinsamen geschrotet 2 TL = 7 g

Wie funktioniert die physiologische Durchlässigkeit?

Die Darmbarriere ist aufgrund ihrer Physiologie durchlässig, denn durch die Darmbarriere gelangen lebensnotwendige Nahrungsbestandteile selektiv in den Körper. Für genau diese selektive Durchlässigkeit ist die Darmbarriere optimal funktionsfähig. Für verschiedenste kleine und große Partikel gibt es Aufnahmemechanismen, bei denen die Zellwände der Darmschleimhaut, teilweise auch durch spezielle Pumpen oder Kanäle, unterstützt werden. Dieses System ist sehr ausgewogen, denn jede Nahrung liefert ein unterschiedliches Angebot mit mal mehr und mal weniger wertvollen Inhaltsstoffen. Die Grenze zwischen »was ist normal« und »was ist nicht mehr normal« ist fließend und individuell sehr verschieden, da sich die Auswahl an Speisen qualitativ und quantitativ stark unterscheidet und auch Essverhalten und Lebensstil von Mensch zu Mensch sehr unterschiedlich ausfallen können.

Durch die Darmbarriere hindurch werden kleine und große Partikel in den Körper aufgenommen. Die kleinen Partikel werden größtenteils transzellulär durch die Zellen aufgenommen, während große Partikel und Mikroben parazellulär durch die Zellzwischenräume durch die Darmbarriere gelangen. Der transzelluläre Durchtritt ist dabei größtenteils spezifisch und selektiv, hier weiß die Zelle genau, was durchtritt. Beim parazellulären Durchtritt durch die Darmbarriere ist das Gegenteil der Fall. Große Partikel können unkontrolliert durch die Darmbarriere. Unter dem Begriff Leaky Gut wird zumeist eine gesteigerte parazelluläre, also unkontrollierte, Durchlässigkeit verstanden.

Unter den großen Partikeln, die unkontrolliert durch die Darmbarriere gelangen, finden sich auch die Partikel, die für unseren Körper ungünstig sind, auf die er allergisch, entzündlich oder anderweitig reagiert. Im Rahmen des parazellulären Transits können auch – rein physiologisch – ungewollte Partikel in den Körper eindringen, doch kann eine gesunde Darmbarriere diese Substanzen sehr gut abwehren oder wieder ausscheiden. Anders sieht dies aber aus, wenn die Darmbarriere durch Entzündungsvorgänge geschwächt ist und dadurch der parazelluläre Darmtransit zu stark oder sogar völlig unkontrolliert abläuft. Und genau das ist das Thema beim Leaky Gut: eine stark gesteigerte bis hin zur unkontrolliert ablaufenden Permeabilität der Darmbarriere.

Da eine derartige gesteigerte oder unkontrollierte Erhöhung der Darmpermeabilität einen Schaden an der Darmbarriere voraussetzt, geht es beim Leaky Gut um Zustände, die dieser erhöhten Durchlässigkeit zugrunde liegen können. Bei solchen Zuständen handelt es sich um mechanische Verletzungen durch große, spitze, kantige oder scharfe Nahrungsbestandteile, um Mikroentzündungen oder Makroentzündungen oder um das Absterben von Teilen der Darmbarriere.

Darmbarrierestörungen, die einen Leaky Gut begünstigen

- Verletzungen durch große, spitze, kantige oder scharfe Nahrungsbestandteile, die die Schleimhautschicht beschädigen.
- Toxische oder schädliche Nahrungsbestandteile, die die Darmbarriere reizen oder schädigen.
- Nahrungsbestandteile, Mikroben oder Erkrankungen, die zu Mikroentzündungen führen.
- Nahrungsbestandteile, Mikroben oder Erkrankungen, die zu Makroentzündungen oder dem Absterben von Teilen der Darmbarriere führen.

Wie wird die transzelluläre Durchlässigkeit reguliert?

Der kontrollierte Durchtritt von großen Partikeln und Mikroben durch die Darmbarriere erfolgt durch die Schlussleisten zwischen den Schleimhautzellen. Der Durchtritt durch diese Zellzwischenräume ist weitaus weniger selektiv und kontrolliert als der transzelluläre Durchtritt, gleichwohl aber nicht unkontrolliert. Im Bereich der Schlussleisten sind Regulatorproteine, an denen der Zustand offen und geschlossen kontrolliert wird.

Die selektive Durchlässigkeit für solche großen Partikel wird von genau diesen Proteinkomplexen reguliert. Der Proteinkomplex, der die Öffnung reguliert, wird Tight Junction genannt und ist Teil einer sehr komplexen und effizienten Abdichtungsstruktur. Die gesamte Abdichtungsstruktur besteht aus der Schlussleiste, den Tight Junctions, und weiteren zellulären Haftstrukturen. Diese obere Abdichtungsstruktur wird durch weitere, tiefer liegende Verankerungs- und Abdichtungsstrukturen, den Desmosomen und den Gap Junctions, komplettiert.

Die wichtigste Funktion haben dabei die Tight Junctions, die wiederum aus verschiedenen Proteinen bestehen, die wichtigsten dieser Proteine sind Claudin und Occludin. Diese Proteine sind in den Zellwänden und in der Zelle an Stützstrukturen verankert, außerhalb der Zellen verhaken sie sich, vergleichbar mit einem Klettverschluss. Da diese Proteine durch die Zellwand reichen und innen sowie außen verankert sind, werden sie Transmembranproteine genannt. Das Klettverschlussprinzip führt dazu, dass die Zellzwischenräume sehr gut abgedichtet sind und dennoch jederzeit, auf ein Signal hin, eine Öffnung erfolgen kann.

Verschiedenste Signale wie das Regulatorprotein, spezielle Bindungsstellen in der Schlussleistenregion und die Größe sowie die elektrische Ladung der Partikel sind wichtige Erkennungsmerkmale für die erwünschten großen Partikel, die durch die Darmbarriere durchgelassen werden sollen. Während der Öffnungsphasen gelangen jedoch zusätzlich auch unerwünschte Partikel und Mikroben durch die Darmbarriere. Bei einer gut funktionierenden Darmbarriere kommt aber nur wenig Unerwünschtes durch die Darmbarriere, und zudem gibt es ausreichend Schutzmechanismen, die diese ungewollt durchgelassenen Partikel abwehren können. Spezialisierte Abwehrzellen, die unerwünscht eingedrungene Mikroben abwehren und abräumen, leisten diesen Schutz.

Bei einer erhöhten Durchlässigkeit sind es oftmals die Tight Junctions, die den parazellulären Durchtritt regulieren, aber nicht mehr ausreichend funktionieren. Die Tight Junctions sind beispielsweise zu oft oder zu lange geöffnet, und damit kann die Menge der unerwünscht eindringenden Partikel und Mikroben zu groß werden und die Abwehrmechanismen überfordern. Dies kann die Darmbarriere belasten, und, sofern nicht zeitnah wieder kontrolliert, sogar dauerhaft schädigen.

Nun müssen wir aber nicht gleich vom schlimmsten Fall ausgehen, dem vollständigen Versagen der Darmbarriere. Je nach Ausprägung der Fehlfunktion ist die Darmbarriere in unterschiedlichem Ausmaß durchlässig. Ein milder Leaky Gut entsteht bei einer geringen Erhöhung der Durchlässigkeit, ein schwerer Leaky Gut erst bei einer ausgeprägten Erhöhung der Durchlässigkeit. Je nach Art und Ursache des Darmbarriereschadens kann bei ausgeprägter Schädigung durch Entzündungsvorgänge und Zelluntergang auch die zelluläre Barriere betroffen sein. Dann besteht eine erhöhte Durchlässigkeit auch für kleinere Partikel.

Analog zur Ausprägung des Darmbarriereschadens und der erhöhten Durchlässigkeit verhält es sich mit den Symptomen. Je stärker ausgeprägt der Darmbarriereschaden ist, desto stärker treten potenzielle Symptome auf.

Der Übergang dieser Schweregrade ist fließend und variabel. Das liegt auch daran, dass die Darmbarriere schwankenden Belastungen ausgesetzt ist – Abwehr ist nur eine ihrer Kernaufgaben. Aufgrund der permanent hohen Belastung haben Darmschleimhautzellen ohnehin nur eine sehr kurze Lebensdauer von 1–3 Tagen und werden regelmäßig durch neue Zellen ersetzt. Wenn die Belastungen für die Darmbarriere zu groß werden, kommt unser Körper mit der Neubildung phasenweise nicht hinterher, und der zelluläre Schaden an der Darmbarriere nimmt überhand. Hier liegt aber auch unsere große Chance, denn wenn Darmbarriereschäden dadurch entstehen, dass zu viel Belastendes auf die Darmbarriere einwirkt, können wir darauf achten, dass es erst gar nicht so weit kommt, indem Belastendes gemieden wird. Anhand der physiologischen Überlebens- und Regenerationszeit der Schleimhautzellen von 1–3 Tagen zeigt sich klar, weshalb kurzfristige und intermittierende Einnahmen an der Darmbarriere wenig dauerhaften Nutzen hinterlassen. Lediglich ein körperschonender Lebens- und Ernährungsstil ist geeignet, die Darmbarriere nachhaltig zu entlasten.

Was bewirkt Zonulin für die Durchlässigkeit der Darmbarriere?

Zonulin ist in Bezug auf die Gap Junctions ein Öffnungsprotein, es wird als ein Signalstoff des Darms freigesetzt, um die Tight Junctions zu öffnen. Durch diese Wirkung des Zonulins erhöht sich die parazelluläre Durchlässigkeit der Darmbarriere.

Zonulin ist aber nur einer der Mediatoren bei der Öffnung der Darmbarriere, neben Zonulin gibt es noch weitere Mechanismen, die die Öffnung der Tight Junctions kontrollieren. Angeregt durch Gliadin, Bakterien und weitere Nahrungsbestandteile im Speisebrei können verschiedenste intrazelluläre Signale, welche die Proteinkinase C, mitogenaktivierte Proteinkinasen, das Signalmolekül NF-kB sowie Zytokine, Wachstumsfaktoren und Hormone beinhalten, die Öffnung regulieren. Folglich ist Zonulin ein wichtiges, aber nicht das einzige Öffnungssignal für die Darmbarriere.

Das von Zellen der Darmbarriere freigesetzte Zonulin wird dabei sowohl in die direkte Umgebung als auch in die Blutbahn abgegeben und findet sich daher messbar in Stuhl und Blut. Das lokal freigesetzte Zonulin bindet an spezifische Zonulin-Rezeptoren, die in der Folge die Tight Junctions öffnen. Ein hoher Zonulinspiegel öffnet viel und lange, und das wiederum erhöht die Durchlässigkeit der Darmbarriere. Aus genau diesem Grund wird Zonulin heute als ein wichtiges Regulatorprotein der Darmdurchlässigkeit angesehen.

Der Zonulinwert wird medizinisch nicht als Laborparameter verwendet, da er stark schwankend ist und aktuell als nicht aussagekräftig gilt. Leider wird mit dem Zonulinwert durch Labore und Laienheiler bei Menschen das Gefühl erzeugt, dieser Wert sei aussagekräftig und etabliert. Das ist aber nicht der Fall.

Erhöhte Zonulinspiegel finden sich unspezifisch bei Diabetes Typ 1, der Zöliakie und der Glutensensitivität, bei Multipler Sklerose, rheumatoider Arthritis, Morbus Alzheimer und Autoimmunerkrankungen wie der Hashimoto Thyreoiditis. Bei Asthma und vielen andere Erkrankungen, bei denen die Darmbarriere ebenfalls eine Rolle spielt, ist der Zonulinwert, unabhängig davon, ob in Blut oder Stuhl bestimmt, nicht hilfreich. Interessant ist, dass die Zonulinwerte in Abhängigkeit von der Stuhlpassagezeit und der Enzymaktivität im Stuhl stark schwanken.

Den Zonulinwert beeinflussen

Wissenschaftler beschäftigen sich mit vielen möglichen Ursachen für Zonulinwerterhöhungen. Zu diesen zählen Alkoholkonsum, eine unausgewogene Ernährung, Medikamente, Stress, Umweltgifte, Infektionen und entzündliche Darmerkrankungen. Um Ernährungseinflüsse auf die gemessenen Zonulinwerte auszuschließen, wird wissenschaftlich der Zonulinwert zumeist nüchtern bestimmt.

Schön wäre es, einen medizinisch nutzbaren Gegenspieler von

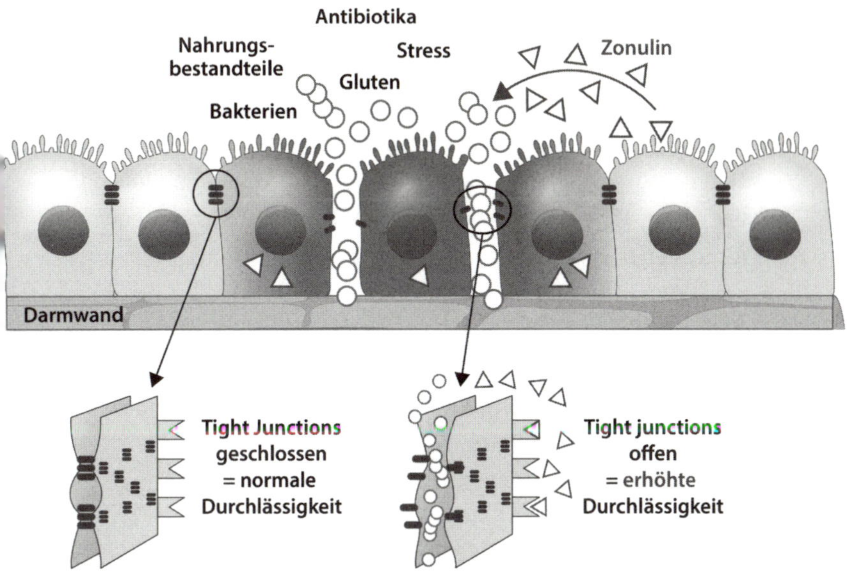

Zonulin, das Regulatorprotein der Tight-Junction-Öffnung

Zonulin in der Hand zu haben, ein Arzneimittel, das die Wirkung von Zonulin unterbindet oder beendet. Aktuell wird mit Larazotid, einem Zonulinrezeptorblocker experimentiert. Dieses Arzneimittel unterbindet die Zonulinwirkung am Zonulinrezeptor. Die wissenschaftlichen Studien zu Larazotid sind vielversprechend, verfügbar ist dieses Arzneimittel aber noch nicht. Sofern Larazotid für den Menschen ausreichend sicher und wirksam wäre, wäre dies das erste echte Leaky-Gut-Arzneimittel, mit dem die Durchlässigkeit spezifisch erniedrigt werden könnte.

Mögliche Fehlfunktionen an der Darmbarriere

Damit die bestmögliche Schutzfunktion der Darmbarriere erreicht wird, sollten alle Bereiche der Darmbarriere, nicht nur die Tight Junctions, perfekt funktionieren.

Neben Fehlfunktionen der Tight Junctions sind Veränderungen der Schleimschicht und der Darmflora Ursache von Fehlfunktionen. Hier ist es angesagt, Schleimschicht und Darmflora zu unterstützen und funktionsfähig zu halten, um diese Bereiche der Darmbarriere zu stärken. Gerade diese beiden Schichten sind starken Belastungen ausgesetzt, durch Medikamente, Nahrungsergänzungsmittel, Umweltbelastungen, industriell gefertigte Lebensmittel sowie die darin enthaltenen Lebensmittelzusatzstoffe. Dies ist ein Bereich, in dem gesunde Lebensführung und geeignete Lebensmittelauswahl exzellent dazu beitragen, selbstständig die Darmbarriere zu unterstützen.

Wenn die Darmbarriere durch ein Übermaß an Belastungen zu durchlässig wird, wie es beim Leaky Gut der Fall ist, dann kommt es zu Fehlfunktionen an der Darmbarriere und zu lokalen Entzündungsvorgängen, die auch in den Körper hineingetragen werden und dadurch sowohl lokal an der Darmbarriere zu Verdauungsproblemen als auch systemisch im Körper zu Entzündungsvorgängen und anderen Fehlfunktionen führen können. Bei der Entstehung systemischer Fehlfunktionen sind Darmnerven und Blutgefäße die wesentlichen Akteure, über die Signale in den Körper gelangen.

Hierüber können Mikroben, Giftstoffe, Aminosäuren, Proteine sowie Fette systemisch die vielfältigen entzündlichen, toxischen, infektiösen, autoimmunisierenden und allergisierenden Reaktionen in den ganzen Körper verbreiten. Zahlreiche dieser Wege und Konsequenzen sind noch nicht ausreichend erforscht, ein Grund, weshalb gerade bei den Folgen der erhöhten Durchlässigkeit der Darmbarriere im Internet vielfach verwirrende und teilweise auch reichlich übertriebene Konzepte kursieren.

Eine Allergie entsteht

Doch wie entsteht eine Allergie im Magen-Darm-Trakt? Aufgrund erhöhter Durchlässigkeit werden an der Darmbarriere Entzündungs- und Immunvorgänge initiiert, die wiederum zu lokalen, rein gastrointestinalen Allergisierungsvorgängen führen. In der Folge entstehen Unverträglichkeiten und Allergien, die zunächst nur am Darm auftreten und mit den üblichen Allergietests – Stand heute – nicht erfasst werden können. Diese selektiven Darm-Allergisierungen und deren Konsequenzen, so wurde erst kürzlich beschrieben, sind mit speziellen Messverfahren wie der konfokalen Laserendoskopie messbar und haben unser Verständnis von Unverträglichkeiten und dem Leaky Gut sehr erweitert. Wie diese neuen Technologien die Routinediagnostik und die Therapie erweitern könnten, ist aber noch nicht geklärt, weshalb derartige Diagnostik im Moment nur an spezialisierten Zentren angeboten wird.

Der unkontrollierte Einstrom von Substanzen und Mikroben durch die Darmbarriere führt zu Entzündungsvorgängen mit Mikro- und Makroentzündungen, zu lokaler und systemischer Immunaktivierung, zu einer Produktion von Entzündungsbotenstoffen, Antikörpern und Immunkomplexen, die sich im Körper ausbreiten, zur Entstehung von Autoimmunerkrankungen durch Abwehr von eingedrungenen Proteinen sowie zu Allergisierungen und zur Entstehung von allergischen Erkrankungen. Hieran zeigt sich deutlich, wie wichtig es ist, diese Prozesse zu stoppen.

Die Zusammensetzung unserer Mikrobiota

Unsere Mikrobiota besteht im Wesentlichen aus Bakterien, zu einem geringeren Teil auch aus Pilzen und anderen Mikroben. Zwischen dieser Darm-Mikrobiota und dem menschlichen Wirt besteht eine aktive Interaktion und Kommunikation.

Mikroben, Schleimhautzellen, Immunzellen und Nervenzellen des Darmnervensystems kommunizieren direkt und indirekt über verschiedenste Botenstoffe. Über die Nervenzellen des Darms erreicht diese Kommunikation auch Nervenzellen des zentralen

Nervensystems. Aus diesem Grund sprechen wir von einer Kommunikation in der Mikrobiom-Darm-Hirn-Achse. Kommuniziert wird innerhalb dieser Mikrobiom-Darm-Hirn-Achse in beide Richtungen. Der Austausch regelt unter anderem wichtige Funktionen des Verdauungsvorgangs, wie Transportgeschwindigkeit im Darm, Sättigung, Abwehr, und Wahrnehmungen wie Schmerzwahrnehmungen und Füllungszustand der Verdauungsorgane.

Das Darmnervensystem ist hierbei ein vielfach unterschätzter Kommunikationspartner, das über die Kommunikation mit der Mikrobenwelt komplexe Verdauungsfunktionen sehr spezifisch unterstützt. Die Kommunikation zwischen Mikrobenwelt und Darmschleimhautzellen regelt hingegen lokale Funktionen wie Aufnahme von Nährstoffen, Abwehrfunktionen, Entzündungsvorgänge und Durchlässigkeit der Darmbarriere. Gerade letzterer Kommunikationsbereich ist für Leaky Gut relevant.

Das Darmnervensystem

Das Darmnervensystem ist Teil der Darm-Hirn-Achse und zahlenmäßig das größte periphere Nervensystem in unserem Körper. Hier werden Verdauungsfunktionen wie Aufnahme von Nährstoffen, Wassergehalt des Stuhlgangs (Sekretion und Absorption), Darmbewegungen und Schmerzempfindung eigenständig, also autonom, reguliert. Das zentrale Nervensystem kontrolliert diese Funktionen als übergeordnete Schaltstelle.

Kein Leben ohne Mikrobiota

Die Darmmikrobiota ist wesentlicher Bestandteil der Darmbarriere, sowohl im Rahmen einer Schutzfunktion als auch im Rahmen der Verdauungsfunktion. 100 Billionen Mikroben leben in diesem Organ! Kein Wunder, dass die Darmmikrobiota aufgrund der Bedeutung oftmals als eigenständiges Organ bezeichnet wird. Zahlenmäßig entspricht dies der Zahl an Zellen, aus denen unser Körper besteht. Diese 100 Billionen Mikroben gehen aus etwa 800–1000 Arten hervor. Jeder Mensch hat von den möglichen

1000 Arten aber nur ca. 200, diese werden dann als die substanziellen Arten bezeichnet. Wichtiger als die eigentlichen Arten ist aber die Funktionsfähigkeit dieser Mikroben, denn die Funktionen sind es, die unseren Körper unterstützen. Zu diesen Funktionen zählen Stoffwechselaktivitäten und immunologische Aktivitäten, also Unterstützung bei Abwehrfunktionen.

Der Wissenschaftler Louis Pasteur (1822–1895) hat mit seiner Feststellung, dass »ein Leben ohne Mikroben nicht möglich ist«, recht behalten. Inzwischen wissen wir sehr genau, dass eine stabile und reichhaltige Darmmikrobiota für unsere Darmbarriere und unsere generelle Gesundheit ein unverzichtbarer Partner ist. Aus diesem Grund wollen wir uns nun mit der Mikrobiota, ihrer Zusammensetzung und den Funktionen etwas genauer beschäftigen.

Und damit hier kein falscher Eindruck entsteht: Das Zusammenleben von Darmmikrobiota und Mensch ist kein einseitiges, im Sinne eines Dienstleistungsvertrags. Ganz im Gegenteil, es profitieren beide Seiten. Ein solches Zusammenleben, bei dem beide Seiten profitieren, wird Symbiose genannt. Selbst wenn wir uns im Folgenden nur mit den Vorteilen für das System Mensch beschäftigen, das Zusammenleben ist symbiotisch ausgerichtet.

Die Zusammensetzung einer gesunden Darmflora

Für eine gesunde Darmmikrobiota ist es mit am wichtigsten, eine artenmäßig ausgewogene und artenreiche Zusammensetzung aufzuweisen. Eine Darmmikrobiota im Gleichgewicht bezeichnen wir mit dem Begriff Eubiose.

Die Erfassung einer solchen Eubiose erfolgt aber nicht über Listen einzelner Darmmikroben, sondern durch die Erfassung einer Maßzahl der Biodiversität. Dieser Biodiversitätsindex ist inzwischen gut etabliert und wird Shannon-Index genannt. Ein Shannon-Index $>2{,}8$ wird heutzutage als eubiotisch angesehen, wohingegen ein Shannon-Index $< 2{,}8$ als dysbiotisch gilt. Unter Dysbiose verstehen wir demnach eine artenverarmte, nicht ausreichend biodiverse Mikrobiota. Eine Abweichung nach oben ist übrigens nicht definiert, selbst wenn nicht klar ist, ob eine zu artenreiche Mikrobiota negative Auswirkungen haben könnte.

Umweltgifte, Rauchen, Lebensmittelzusatzstoffe, industriell gefertigte Lebensmittel, Fehlernährung qualitativer und quantitativer Art, Über- oder Untergewicht, Alkoholkonsum, mangelnde oder übertriebene Hygiene, körperliche Inaktivität oder Überaktivität und körperlicher sowie psychischer Stress wirken sich negativ auf die Artenvielfalt aus und führen zu einem niedrigeren Shannon-Index. Das zeigt sich gut allein an dieser Aufzählung. Daran zeigt sich auch, dass die meisten dieser Ursachen beeinflussbar sind und wir diese selbst in der Hand haben oder, wie bei Darmentzündungen, behandeln können.

PRAXISTIPP: **Wer sein Mikrobiom positiv beeinflussen möchte, sollte als erste Maßnahme das Rauchen aufgeben oder Nichtraucher bleiben, sollte Orte mit starker Luftverschmutzung und Umweltverschmutzung meiden und jeglichen Alkoholkonsum beenden.**

Dem medizinischen Eubiose-Dysbiose-Konzept folgend ist die Anzahl an Mikroben und Reichhaltigkeit an Arten entscheidend. Eine eubiotische Mikrobiota ist funktionsfähig, und die Funktionalität bildet sich durch die Vielfalt der Arten und nicht durch einzelne Arten ab. Für jeden Menschen ist demnach die generelle Zusammensetzung der Darmmikrobiota, also die Reichhaltigkeit an Arten, wichtiger als einzelne Bakterien einer Art. Der Artenreichtum gewährleistet die verschiedenen Funktionen, mit denen uns die Darmflora unterstützen kann. Die zahlenmäßige oder namentliche Erfassung einzelner Arten lässt hingegen keine Rückschlüsse auf die Funktion zu. Die individuelle numerische Zusammensetzung der Darmmikrobiota ist hauptsächlich davon abhängig, was über die letzten Tagen gegessen wurde. Für die Beurteilung der dauerhaften Gesamtfunktionalität der Darmflora ist folglich der Mikrobiotastatus, der in einer einzelnen Stuhlprobe erfasst werden kann, wenig aussagekräftig.

Auch das Mikrobiom altert

Bei all den Gedanken um die Erhaltung einer gesunden, eubiotischen Darmmikrobiota darf nicht übersehen werden, dass das Mikrobiom Alterungsprozessen unterliegt. Wir wissen, dass die Diversität, die relative Dominanz einzelner Bakterienarten, die Funktionsweise des Mikrobioms und die metabolische Aktivität mit höherem Alter abnehmen. Mit lebenslang günstigem Lebensstil und ballaststoffreicher Ernährung können diese Alterungsprozesse verzögert, aber nicht aufgehalten werden. Anhand von Metaboliten wie beispielsweise Paselat und Indol-Acetat sowie Arten wie *Campylobacter jejuni* sowie *Akkermansia Muciniphila* kann das biologische Alter sehr gut bestimmt werden. Als interessanter Einwand gegen zukünftige Reisen ins Weltall sei an dieser Stelle erwähnt, dass solche Reisen am Darm vergleichbare Spuren

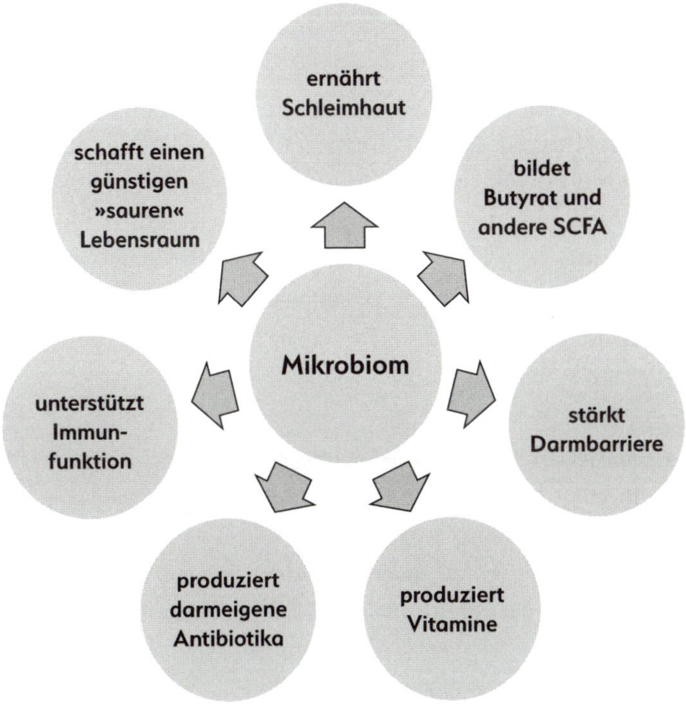

Was das Darm-Mikrobiom für uns leistet.

wie Alterungsprozesse hinterlassen und dass Leaky-Gut-Phänomene wie reduzierte Schleimschicht, weniger Tight Junctions, Veränderungen der Mikrobiomzusammensetzung, reduzierte Bildung von kurzkettigen Fettsäuren und gesteigerte Darmwandentzündung damit in Verbindung stehen. Ob diese Effekte durch die ballaststoffarme Astronautenkost in Kombination mit Stress oder durch andere Einflüsse im Weltall zustande kommen, wird aktuell noch untersucht.

Der Vorteil einer eubiotischen Darmflora

Wenn wir ein Glas Milch trinken, dann benötigt der Darm viele Mikroben, die die Milchverdauung unterstützen, beispielsweise Laktobazillen. Wenn wir mit der nächsten Mahlzeit reichlich Ballaststoffe zu uns nehmen, benötigt der Darm viele Bakterien, welche die Ballaststoffverdauung unterstützen, beispielsweise Bifidobakterien. Diese zahlenmäßige Anpassung an den Bedarf erfolgt bei einer eubiotischen Darmmikrobiota sehr rasch. Mikroben haben eine sehr kurze Generationszeit, nämlich im Bereich von wenigen Minuten. Daher können sich je nach Art der aufgenommenen Nahrung die benötigten Arten sehr rasch vermehren und nach Beendigung des Bedarfs auch rasch wieder reduzieren. Diese Tatsache macht sehr anschaulich, weshalb für einen gesunden Darm wichtig ist, dass viele verschiedene Arten vorhanden sind, die sich, je nachdem, was wir essen, rasch vermehren können, um dann akut Verdauungsaufgaben zu übernehmen.

Warum ist die Darmflora so wichtig?

Für folgende Funktionen ist eine gesunde und vielfältige Darmflora entscheidend:

- Übersiedlungsschutz durch Besetzung des Lebensraums, dies verhindert die Ansiedlung ungewollter oder krank machender Keime
- Schutz vor ungünstigen Bakterien, Pilzen, Viren und vor Parasiten

- Unterstützung der Darmbarriere (Leaky-Gut-Prävention)
- Unterstützung der Immunabwehr (Immunsystemtraining, Präsentation von Schädlingen)
- Schaffung eines günstigen Darm-Milieus (saurer pH-Wert)
- Unterstützung der Verdauung (Kohlenhydrate, Ballaststoffe)
- Bildung von Vitaminen (Folsäure, Biotin, Vitamin B_{12}, B_2, K)
- Bildung von Nährstoffen (kurzkettige Fettsäuren wie Butyrat und Propionat)
- Bildung von antibakteriell wirksamen Substanzen wie *Bacteriozinen* (darmeigene Antibiotika)

Wir können festhalten, dass die Ernährung einer der wichtigsten Faktoren ist, die unsere Darmmikrobiota beeinflussen, nicht aber der einzige. Denn – kurioserweise – fördert z. B. eine sehr fleisch- und fettreiche Ernährung nicht nur das Wachstum ungünstiger Darmbakterien, sondern auch das Wachstum günstiger Bakterien. Das lässt sich also pauschal nicht trennen.

Eine Stuhlanalyse kann Aufschluss geben

Sehr oft kommt in diesem Zusammenhang der Wunsch auf, Eubiose, Dysbiose sowie die einzelnen Arten mit Stuhlanalysen zu erfassen. Der Wunsch hat seine Berechtigung, aber die zur Verfügung stehenden Möglichkeiten können diesen nicht erfüllen.

Medizinische Routine-Stuhluntersuchungen sind exzellent geeignet, um relevante Durchfallerreger zu erfassen, die Keime der gesunden Darmmikrobiota werden in diesen Untersuchungen aber nicht bestimmt. In wissenschaftlichen genombasierten Stuhluntersuchungen kann die exakte Zusammensetzung der Darmmikrobiota oder eine Dysbiose erfasst werden. Dies hat im medizinischen Alltag aber keine Bedeutung und wird im Moment nur in wissenschaftlichen Untersuchungen angewendet. Die frei erhältlichen, quantitativen Stuhlanalysen, die bis zu 60 verschiedene Bakteriengattungen und Bakterienspezies, die dann oftmals als Leitkeime benannt werden, erfassen, sind in der medizinischen Diagnostik wenig hilfreich. Das liegt daran, dass diese Stuhlanalysen ein viel zu oberflächliches und eher schemenhaftes Abbild der Mikrobiomsituation geben, ohne dass aus diesen Bestimmungen wertvolle Informationen abgeleitet werden könnten. Auch sind die Transportbedingungen bis zum Labor fehleranfällig. Der Befund lässt dann bestenfalls Rückschlüsse auf die Ernährung der letzten Tage zu. Ein weiterer Kritikpunkt ist, dass diese Analysen die relative, aber nicht die absolute Zusammensetzung erfassen, eine Sichtweise, die aber gerade bei Dysbiosen von herausragender Bedeutung ist. Ebenso bleibt unerfasst, dass beispielsweise Medikamente einen hohen Einfluss auf die Analyseergebnisse haben. Dies zeigt sich, wenn wir beispielsweise an die Einnahme von Magensäureblockern denken. Bei der Einnahme solcher Säureblocker ist der Säuregehalt im Magen reduziert, und verschluckte Keime aus der Mundflora werden nur in geringerem Ausmaß abgetötet, was wiederum dazu führt, dass sie in der Stuhlanalyse auftauchen.

Stand jetzt können wir festhalten, dass die Idee, die Darmmikrobiota sei so, wie sie aktuell bestimmt wird, aussagekräftig, ist weder medizinisch erfüllbar noch notwendig.

Günstige Darmbakterien

Der Wunsch, besonders viele »gute« Darmbakterien zu haben, ist verständlich, zumal Sie ja zuvor gelesen haben, dass insbesondere eine artenreiche Mikrobiota vorteilhaft ist. Darüber hinaus wissen wir, dass einzelne Bakterienarten besonders günstig für die Darmmikrobiota sind. Zu diesen vorteilhaften Arten zählen Vertreter der Gattungen Laktobazillus und Bifidobakterium, die ein günstiges Milieu schaffen und die auch in der Lebensmittelherstellung beim Fermentieren oder Veredeln von Lebensmitteln zum Einsatz kommen. Weiterhin wissen wir, dass beispielsweise *Akkermansia muciniphila* für die Erhaltung der Schleimschicht wichtig ist und dass *Faecalibacterium prausnitzii* an der Darmbarriere antientzündlich wirkt. Manche dieser vorteilhaften Arten sind in probiotischen Lebensmitteln oder in Probiotikapräparaten enthalten. Schauen wir uns die Bakterien im Einzelnen an.

Faecalibacterium prausnitzii – Behüter der Darmbarriere

Faecalibacterium prausnitzii ist ein Darmbakterium, das etwa 5 % der Gesamtanzahl an Bakterien im Dickdarm stellt. Dieses Bakterium kann antientzündliche Stoffe und die Fettsäure Butyrat herstellen und ist dadurch ein wichtiger Schutzfaktor der Darmbarriere sowie Energielieferant für die Darmschleimhaut. Es kann nicht mit Präparaten supplementiert werden – eine Ernährung, die viel Inulin enthält, fördert aber deren Wachstum. Reichlich Inulin ist in Artischocken, Bananen, Chicorée, Getreide, Karotten, Knoblauch, Lauch, Schwarzwurzel, Spargel, Topinambur und Zwiebeln enthalten. Präparate, die Fructo-Oligosaccharide (FOS) oder Galacto-Oligosaccharide (GOS) beinhalten, können die Vermehrung zusätzlich unterstützen.

Akkermansia muciniphila – ein Dickdarmbewohner

Akkermansia muciniphila ist ein Dickdarmbewohner, der für die Schleimhaut sehr wichtig ist. Er unterstützt die Schleimbildung und Schleimerhaltung und stärkt dadurch die Darmbarriere. *Akkermansia muciniphila* kann nicht mit Präparaten supplementiert werden, eine ballaststoffreiche Ernährung mit reichlich Flohsamen, Hülsenfrüchten, Konjakwurzel, Brokkoli und Artischocken sowie polyphenolreiche Lebensmittel wie Aroniabeeren, Blaubeeren, Cranberrys, Weintrauben und Nüsse fördern das Wachstum.

Bifidobakterien – die Alleskönner

Bifidobakterien zählen zu den wichtigsten Mikroben der Darmmikrobiota. Im Säuglingsalter machen Bifidobakterien bis zu 70 % der Darmflora aus, im Erwachsenenalter sind es noch 10–30 %, und im Senium sind es unter 10 %. Im Laufe eines Lebens nimmt die Anzahl also deutlich ab. Durch die Besetzung des Lebensraums schützen Bifidobakterien den Darm vor der Ansiedlung schädlicher Mikroben, unterstützen die Verdauung durch Milchsäuregärung, bei der Zucker (Glucose) zu Milchsäure vergoren wird, und schaffen im Dickdarm ein günstiges saures Milieu. Dieses saure Milieu verhindert die Ansiedlung von unerwünschten Bewohnern wie Kolibakterien, Fäulnisbakterien und Krankheitserregern, denn diese Keime mögen keine saure Umgebung. Zusätzlich produzieren Bifidobakterien wichtige Vitamine sowie antibiotisch wirkende Toxine wie Bifidin und unterstützen unser Immunsystem, indem fremde Mikroben dem Immunsystem zur Bekämpfung präsentiert werden. Bifidin schützt beispielsweise gegen Schädlinge wie Clostridien und Listerien.

Darmbarriereschutz beginnt schon im Säuglingsalter, denn Bifidobakterien erhalten wir mit der Muttermilch. Ein Grund, weshalb Muttermilch aus Gesundheitsaspekten gegenüber industriell gefertigter Säuglingsmilch bevorzugt werden sollte. Hier können mit einfachen Maßnahmen geeignete Weichen für die lebenslange Darmgesundheit gestellt werden.

Bifidobakterien bevorzugen eine ballaststoffreiche Mischkost. Eine ballaststoffarme und einseitige Ernährungszusammensetzung sowie industriell gefertigte Lebensmittel und Antibiotika sind für die Bifidoflora ungünstig. Sporadische Ausrutscher können kompensiert werden, denn Bifidobakterien sind sehr regenerationsfähig, eine dauerhaft ungünstige Ernährung hingegen weniger, und sie fördert die Mikrobiomalterung, die gerade durch den Rückgang von Bifidobakterien gekennzeichnet ist.

Laktobazillen – unsere lebenslangen Begleiter

Auch Laktobazillen zählen zu den wichtigsten Vertretern der eubiotischen Darmmikrobiota und übernehmen tragende Aufgaben. Laktobazillen unterstützen die Verdauung, unterstützen das Immunsystem, produzieren Nährstoffe zur Ernährung der Darmschleimhaut und schützen vor der Ansiedlung von Krankheitserregern. Besonders spannend ist, dass gerade Laktobazillen unser Verhalten und unsere Stimmungslage durch Botenstoffe beeinflussen können, selbst wenn dies therapeutisch noch nicht ausreichend genutzt werden kann.

Laktobazillen werden dem Stamm der *Firmicuten* zugeordnet. Während der Geburt, vor allem bei der Passage des Geburtskanals, werden Laktobazillen von der Mutter auf das Neugeborene übertragen. Die Gattung der Laktobazillen ist sehr artenreich. Mit dem Zweitnamen, der hinter dem Gattungsnahmen Laktobazillus (L.) steht, werden die einzelnen Arten dieser Gattung bezeichnet. Manche dieser Laktobazillusarten wie *Laktobazillus salivarius* und *L. ruminis* sind lebenslange Begleiter. Andere Arten wie *L. brevis*, *L. rhamnosus*, *L. plantarum* und *L. fermentum* sowie viele andere besiedeln unseren Darm hingegen nur befristet. Laktobazillen werden aufgrund ihrer bedeutenden Stellung in der Darmmikrobiota vielfach in Probiotikaprodukten verwendet. Zur Förderung einer laktobazillenreichen Flora sollte die Ernährung viele langkettige Kohlenhydrate, die beispielsweise in Vollkornprodukten enthalten sind, enthalten. Langkettige Kohlenhydrate vom Inulin- oder Oligofruktosetyp sind aus diesem Grund oftmals in Präbiotikaprodukten zugesetzt.

PRAXISTIPP: **Laktobazillen sind sehr sensitiv gegenüber Salz. Eine Reduktion von Salz in der Ernährung und vermehrtes Trinken von Wasser ist förderlich für den Laktobazillenanteil in der Ernährung.**

Klassische Durchfallerreger sind Beispiele für bekanntermaßen ungünstige Bakterien. Solche Erreger verursachen eine Darmentzündung (Enteritis), die sich durch Durchfall und krampfartige Bauchschmerzen zeigt, oder eine Magen-Darm-Entzündung (Gastroenteritis), bei der zusätzlich Übelkeit und Erbrechen auftreten. Solche Infektionen sind zeitlich befristete Entzündung des Darms und gehen mit einer Darmbarrierestörung und einer erhöhten Durchlässigkeit der Darmbarriere einher. Durchfallerreger wie Salmonellen, Shigellen, Yersinien, pathogene *Escherichia coli* und andere lassen sich in medizinischen Stuhluntersuchungen gut nachweisen. Weniger massive Ansiedlungen von Keimen können

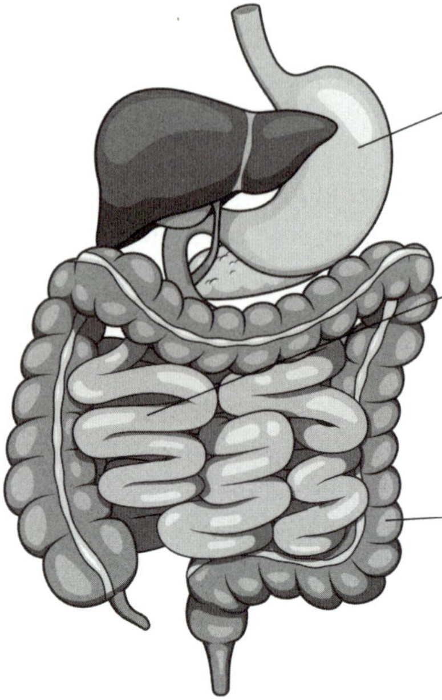

Magen und Zwölffingerdarm
Laktobazillen
Streptokokken
Hefen

Leerdarm (Jejunum) und Krummdarm (Ileum)
Laktobazillen
Bifidobakterien
Bacteroides
Streptokokken
Coliforme
Fusobakterien

Dickdarm (Kolon)
Laktobazillen
Bifidobakterien
Bacteroides
Streptokokken
Coliforme
Fusobakterien
Staphylokokken
Eubacterium
Veillonellen
Protozoen
Hefen

Mikrobielle Leitkeime in verschiedenen Regionen des Darms

aber zu chronischen Problemen führen. Dies ist zum Beispiel bei einer Infektion mit *Helicobacter pylori*, bei Salmonellen-Dauerausscheidern oder bei einer bakteriellen Dünndarmfehlbesiedlung (SIBO) der Fall.

Wie häufig ist ein Leaky Gut?

Obwohl der Begriff Leaky Gut suggeriert, dass es sich um ein eigenständiges Phänomen handelt, ist dem nicht so. Die erhöhte Durchlässigkeit der Darmbarriere tritt bei verschiedensten Schädigungen oder Erkrankungen des Magen-Darm-Traktes auf und ist ein unspezifisches Phänomen, welches nicht routinemäßig durch Laborwerte erfasst werden kann. Aus diesem Grund gibt es keine Zahlen zu Erkrankungshäufigkeiten. Für die einzelnen Erkrankungen, bei denen die Barrierestörung eine Rolle spielt, sind jedoch Häufigkeiten bekannt. Für manche dieser Erkrankungen sind die Fallzahlen ansteigend, für andere stabil.

Da in laienmedizinischen Laborbefunden der Begriff Leaky Gut vielfach unkritisch und fälschlich verwendet wird, kommt es bei Betroffenen vereinzelt zur Verunsicherung oder dem Gefühl, dass etwas Lebensbedrohliches hinter den Laborwerten steckt. Oftmals wird in solchen Berichten der Begriff Leaky Gut mit Laborwerten wie Zonulin hinterlegt und es werden in Computerausdrucken Therapieempfehlungen und Kontrolluntersuchungen empfohlen. In solch einer Situation gilt es, zunächst einen kühlen Kopf zu bewahren und das Gespräch mit einem Hausarzt zu suchen. Dieser kann anhand von Symptomen und eigener Einschätzung feststellen, ob tatsächlich ein medizinisches Problem vorliegt oder ob eine durch Befunde ausgelöste Beunruhigung besteht. Es geht beim Thema Leaky Gut gerade nicht darum, Menschen in Schrecken zu versetzen, sondern um das physiologische Phänomen der Durchlässigkeit der Darmbarriere, das in Zusammenhang mit Ernährung, Umweltbedingungen, Medikamenteneinnahmen oder Erkrankungen gesteigert sein kann.

Wichtig ist zunächst einmal, gut informiert zu sein, die häufigsten Ursachen zu kennen und mit klarem Verstand herauszufinden, was die auslösenden Ursachen sein könnten, um mit kühlem Kopf die richtigen Entscheidungen zu treffen.

Wie zeigt sich ein Leaky Gut?

Beim Leaky Gut steht die Funktionsstörung der Darmbarriere im Vordergrund. Da an dieser Durchlässigkeitserhöhung verschiedenste Auslöser beteiligt sind, geht es ohne Beseitigung der Ursachen auch bei der besten Therapie nicht.

Die Darmbarriere ist physiologischerweise durchlässig. Doch was führt eigentlich dazu, dass diese physiologische Durchlässigkeit erhöht ist und ein Leaky Gut auftritt? Schauen wir genau.

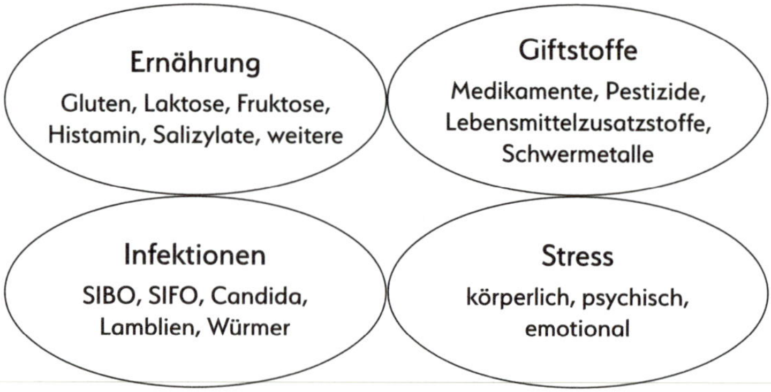

Hauptursachen des Leaky Gut

Klassische Ursachen

Zunächst scheint es leicht zu sein – die Ursachen können in änderbare und nicht änderbare Ursachen unterschieden werden, und bei den änderbaren Ursachen kann nochmals zwischen leicht änderbar und schwer änderbar unterteilt werden. Dabei bleiben wir aber nicht stehen.

Unsere genetische Ausstattung gehört zum Beispiel zu den nicht änderbaren Ursachen. Sie beeinflusst, wie wir aussehen, aber auch, wie unser Körper funktioniert. Einen Teil der Körperfunktionen können wir durch willentliches Verhalten ändern. Welche Gene beim Leaky Gut eine Rolle spielen, ist bisher nicht bekannt, bekannt ist aber der Einfluss der genetischen Ausstattung auf einzelne Erkrankungen. Mit dieser individuellen Ausstattung erklärt sich zum Beispiel, weshalb bei Personen, die im gleichen Haushalt leben und das Gleiche essen, nicht die gleichen Symptome und Beschwerden auftreten. Solche in der Erbinformation verankerten Unterschiede erscheinen ungerecht, da wir das aber nicht ändern können, sollten wir diese Tatsache einfach akzeptieren.

Weitere nicht änderbare Faktoren, die die Darmbarriere beeinflussen, sind beispielsweise das Lebensalter oder der Einfluss der Tageszeit. Zu den nicht änderbaren Ursachen zählen auch Erkrankungen, die sich an der Darmbarriere abspielen. Chronisch entzündliche Darmkrankheiten, wie die Colitis ulcerosa oder der Morbus Crohn, die Zöliakie, Allergien und viele andere Erkrankungen gehen mit einer Entzündung der Darmschleimhaut einher und schädigen die Darmbarriere. Gerade aufgrund dieser möglichen Grunderkrankungen ist es wichtig, das Beschwerdebild beim Hausarzt zu besprechen und, sofern erforderlich, fachärztlich abklären zu lassen.

Änderbare Ursachen angehen – selbst aktiv werden

Interessanter sind im Zusammenhang mit dem Leaky Gut die änderbaren Ursachen, denn hier können Sie selbst aktiv werden. Je nachdem, wie gut dies geht, unterscheide ich zwischen schwer und leicht änderbaren Ursachen.

Schwer änderbar sind beispielsweise Umweltfaktoren, denn Klimaeinflüssen, Lärm und Umweltverschmutzung können wir zwar teilweise entfliehen, vieles hieran ist durch den Einzelnen aber nur in geringem Ausmaß änderbar. Wesentlich bedeutender sind die leicht änderbaren Faktoren, und insofern ist es sinnvoll, sich gerade mit diesen ausführlicher zu beschäftigen, schließlich haben wir sie selbst in der Hand.

Der wichtigste dieser leicht änderbaren Faktoren ist die Ernährung. Alkohol, Fast Food, fettige Speisen, industriell gefertigte Lebensmittel, Lebensmittelzusatzstoffe oder Zucker hinterlassen

Spuren an der Darmbarriere. Ebenso gehören Unverträglichkeiten zu den änderbaren Ursachen, da die auslösenden Lebensmittel durch einen Test oder ein Ernährungs-Symptom-Tagebuch identifiziert werden können und dann vermeidbar sind. Zuvor können Sie einmal durch Ihren Medikamentenschrank gehen und diejenigen Medikamente herausfiltern, die der Darmbarriere schaden. Dies sind z.B.: Schmerzmedikamente (z.B. Aspirin, Diclofenac), Kortison, Antibiotika oder auch Säureblocker (Protonenpumpenhemmer).

Zu den änderbaren Faktoren gehören auch Lebensstilfaktoren, die der Darmbarriere schaden, wie Rauchen, kurzfristiger oder dauerhafter Stress (körperlich, psychisch, emotional), Mangel oder Übermaß an körperlicher Bewegung und fehlende Entspannung. Teilweise änderbar ist auch die Aufnahme von Giftstoffen, die der Darmbarriere schaden. Zu diesen Giftstoffen zählen Medikamente, Schwermetalle, Pestizide und andere schädliche Substanzen, wie der Plastikweichmacher Bisphenol A (BPA) aus Lebensmittelverpackungen.

Akutmaßnahmen gegen Blähbauch

Wenn Sie akut unter Schmerzen leiden, stellen Sie sich zunächst folgenden Fragen:

- Esse und trinke ich zu viel Blähendes wie Rohkost, Smoothies, Fruchtsäfte, pflanzliches, kohlensäurehaltiges Bier oder FODMAP-reiches? Ein Blick in die FODMAP-Tabellen hilft (s. Anhang, S. 232 ff.).
- Schlucke ich zu viel Luft, weil ich zu hastig und schlecht kaue oder mein Ernährungsverhalten anderweitig auffällig ist?
- Ist mein Darm sehr langsam und kann Gase nicht abtransportieren? Hinweise hierauf sind harter Stuhlgang oder nicht täglicher Stuhlgang ebenso wie Pressen oder anderweitige Probleme bei der Entleerung.
- Liegt bei mir eine Blähbaucherkrankung wie Fruktose-, Lak-

tose-, Sorbitintoleranz oder eine Dünndarmfehlbesiedlung vor? In der Diagnostik sind Atemtests der medizinische Standard.

- Liegt bei mir eine Nebenwirkung von Nahrungsergänzungsmitteln, Präbiotika oder Probiotika vor? Alle diese Ergänzungen können auch Blähungen und Blähbauch verursachen. Einfach mal eine Einnahmepause, einen Drug holiday, einlegen.

Eine gut geeignete Selbstmedikation bei Blähbauch und Flatulenz ist, verkapseltes Pfefferminz-/Kümmelöl (Carmenthin®) einzunehmen. Eine Einnahmen von 2–3 Kapseln am Tag über anfänglich 4–6 Wochen kann Abhilfe schaffen.

Das Problem mit den Schädlingen

Darmbarriereschädling Bisphenol A. Bisphenol A ist eine Chemikalie, die in zahlreichen Kunststoffen, z. B. in Lebensmittelverpackungen wie Plastikhüllen, Plastikflaschen, Konserveninnenbeschichtungen, Lebensmittelboxen, Dichtungsflächen und vielen anderen verwendet wird. Da dieses Verpackungs-Bisphenol A in die Lebensmittel und Getränke übergeht, gelangt es mit der Nahrungsaufnahme in den Darm und damit an die Darmbarriere. Während die Europäische Lebensmittelbehörde und das Deutsche Umweltbundesamt bei sachgemäßer Verwendung für Verbraucher keinen Anlass zur Sorge sehen, sieht das Deutsche Umweltbundesamt dennoch ein ausreichendes Besorgnispotenzial und empfiehlt, die Verwendung einiger Produkte, die Bisphenol A enthalten, zu beschränken. Bisphenol A wirkt chemisch gesehen wie ein synthetisches Östrogenhormon, und wissenschaftliche Untersuchungen belegen, dass Bisphenol A die Durchlässigkeit der Darmbarriere verändert und insbesondere Kontakt um den Geburtszeitraum zu erhöhter Durchlässigkeit später im Leben führt. Diese beobachteten Effekte lassen sich auf Veränderungen der Tight Junctions zurückführen, also Veränderungen des parazellulären Transports, wie sie beim Leaky Gut beobachtet werden. Darüber hinaus erhöht Bisphenol A die Schmerzempfindlichkeit des Darms, so wie es für das Reizdarmsyndrom bekannt ist. Interessant ist in diesem Zusammenhang auch, dass Bisphenol A, vergleichbar zu anderen Östrogenen, den Histaminspiegel im Körper erhöht, da Östrogene die Histaminfreisetzung aus Mastzellen stimulieren, sodass Bisphenol A nicht nur direkt die Durchlässigkeit der Darmbarriere erhöht, sondern auch indirekt über die Pathomechanismen der Histaminintoleranz.

Bisphenol ist im Zusammenhang mit dem Leaky Gut als umweltschädigend anzusehen, und um Schaden von der Darmbarriere abzuwenden, ist ein Vermeiden, insbesondere um die Geburt und im Kleinkindalter, angeraten.

Stress. Stress kann in positiven und negativen Stress differenziert werden. Negativer Stress verursacht z.B. Schädigungen an der Darmbarriere und führt zu erhöhter Durchlässigkeit. Hierzu tragen verschiedenste Stressmechanismen bei. Ein solcher Mechanismus ist, dass bei Stress vermehrt Kortison freigesetzt wird. Dieses körpereigene Kortison erhöht die Durchlässigkeit der Darmbarriere. Darüber hinaus ist gut belegt, dass Stress die Bildung der Tight-Junction-Proteine reduziert, sodass die Schlussleiste, die die parazelluläre Leckage kontrolliert, geschwächt wird.

Einige Formen von Stress, wie beruflicher Stress und körperlicher Stress, sind bekannt und den meisten gut erkennbar. Andere Stressfaktoren werden erst bei gezieltem und selbstkritischem Nachdenken über die eigene Situation offensichtlich. Gerade an Stressfaktoren, wie körperlichen Stress durch eine Schwangerschaft oder körperlichen Stress durch übermäßige sportliche Betätigung, denken wir nicht automatisch oder bewerten diese nicht als Stress, obwohl es für den Körper starke Belastungsfaktoren sind.

Ebenso werden in Zusammenhang mit der Darmbarriere psychische Stressfaktoren oftmals nicht beachtet, obwohl gerade psychische Faktoren einen sehr ausgeprägten Einfluss auf die Durchlässigkeit der Darmbarriere haben.

PRAXISTIPP: Am besten ist es, Sie forschen bei sich nach Stressoren und versuchen, Ihren Alltag entsprechend zu ändern, sodass Ihr Darm zur Ruhe kommt. Stressreduzierende Maßnahmen sind beispielsweise ein Mittagsschlaf, frühzeitiges Schlafengehen, Bewegung an der frischen Luft, nicht belastende körperliche Betätigungen wie Yoga oder Entspannungsverfahren wie Meditation, autogenes Training, progressive Muskelrelaxation, Darmhypnose und Achtsamkeit.
Denn: Dauerhafter körperlicher, physischer oder emotionaler Stress verursacht …

- **mikrobielle Fehlbesiedlung im Darm**
- **durchlässige Darmwand (Leaky Gut)**
- **Eindringen von unerwünschten Mikroben in den Körper**
- **Entzündungen**
- **Störungen der Darmnerven und der Darm-Hirn-Achse**
- **veränderte Freisetzung von Botenstoffen wie Serotonin**

Sonderfall Leistungssport. Sport wird von vielen als generell günstig angesehen. Sofern wir von moderatem Belastungsgrad sprechen, ist dies auch richtig. Negative Auswirkungen von Ausdauer- und Leistungssport auf den Körper und insbesondere auf die Darmbarriere werden hingegen kaum beachtet, obwohl der Zusammenhang sehr gut bekannt ist. Ursächlich sind neben dem körperlichen Stress auch durch übermäßigen Sport verursachter reduzierter Blutfluss, erhöhte Kerntemperatur, Freisetzung von Sauerstoffradikalen, Freisetzung von Immunfaktoren, Aktivierung des autonomen Nervensystems und Verschiebungen des pH-Werts. Bei Problemen mit der Darmbarriere ist Leistungssport oder zu ausgiebige körperliche Betätigung kritisch zu hinterfragen.

Umweltbedingungen. Lärmbelastung, Luftverschmutzung und viele weitere Umweltbelastungen hinterlassen Spuren an der Darmbarriere, die die Durchlässigkeit erhöhen. Für Luftverschmutzung ist der direkte Zusammenhang von Tagen mit besonders hoher Belastung anhand der Anzahl an Nothilfebesuchen wegen akuter Bauchschmerzen statistisch nachweisbar. Umwelt-

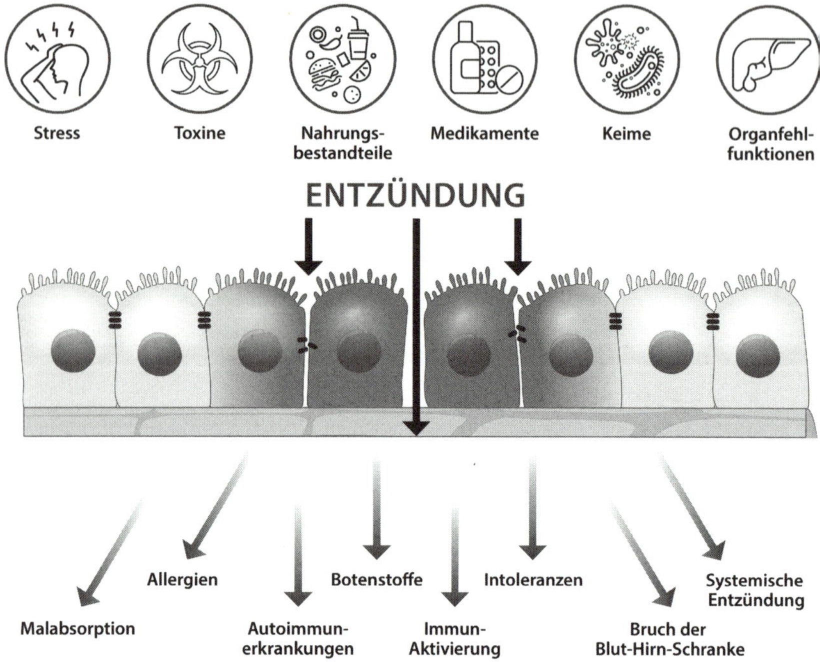

Auslöser des Leaky Gut und mögliche Folgen

belastungen zählen zwar zu den schwer änderbaren Faktoren, in gewissen Grenzen können aber Maßnahmen ergriffen werden, die das Ausmaß der Belastung in Grenzen halten.

Unsere Ernährung – ein entscheidender Faktor

Den wichtigsten Einfluss auf die Darmbarriere hat unsere Ernährung.

Fette: Fettreiche Lebensmittel und frittierte Lebensmittel schwächen die Funktion der Tight Junctions, sind demnach als Leaky-Gut-Auslöser anzusehen. Ungesättigte Fettsäuren aus Nüssen, Körnern, Olivenöl und Fisch wirken antientzündlich und stärken dadurch die Darmbarriere.

Kohlenhydrate: Unter den Kohlenhydraten sind Zucker und die sogenannten FODMAP-Nahrungsbestandteile für die Darmbarriere belastend. Unter FODMAPs werden fermentierbare (vergärbare), Oligo-, Di- und Monosaccharide und Polyole (Zuckeralkohole) verstanden. All diese Nahrungsbestandteile belasten die Darmbarriere durch die Förderung von Dünndarmfehlbesiedlung und die Bildung von Darmgasen wie Wasserstoff, Schwefelwasserstoff und Methan und verursachen dadurch Störungen an der Darmbarriere.

Bei verschiedenen Erkrankungen, wie dem Reizdarmsyndrom, entzündlichen Darmerkrankungen, dem chronischen Fatigue-Syndrom (CFS) und Autismus, werden Zusammenhänge mit dem FODMAP-Gehalt von Lebensmitteln diskutiert. Der FODMAP-Gehalt von Lebensmitteln lässt sich einer speziell zusammengestellten Lebensmitteltabelle entnehmen – Sie finden eine solche Tabelle im Anhang des Buches ab S. 232.

Milch: Fettreiche Milch und Säuglingsfertignahrung (Formula-Milch) erhöhen die Durchlässigkeit der Darmbarriere.

Industriell verarbeitete Lebensmittel: Industrielle Verarbeitung von Lebensmitteln verursacht Veränderungen an den Lebensmitteln, unter anderem Glykolisierungen, bei denen Kohlenhydrate mit Proteinen oder Fetten gekoppelt werden. Derartig glykolisierte Lebensmittel können Immunreaktionen auslösen und erhöhen die Allergisierungsgefahr. Darüber hinaus schädigen hochverarbeitete Lebensmittel durch viele weitere Mechanismen die Darmbarriere.

Zubereitungsart: Rösten, Braten und Frittieren verändern Lebensmittel dahingehend, dass diese die Darmbarriere schädigen. Bei schonenderen Zubereitungsarten wie Dünsten und Garen ist dies nicht der Fall.

Getränke: Limonaden und kohlensäurehaltige Getränke (auch kohlensäurehaltiges Mineralwasser), eine zu geringe Flüssigkeitsaufnahme, Alkohol und Kaffee führen zu erhöhter Durchlässigkeit der Darmbarriere.

Lebensmittelzusatzstoffe: Verschiedenste Lebensmittelzusatzstoffe sind für die Darmbarriere sehr ungünstig, im Besonderen Emulgatoren. Emulgatoren zersetzen die Schleimschicht und brechen die Tight Junctions der Darmbarriere auf. Unter den

Emulgatoren sind insbesondere Carboxymethylzellulose und Polysorbat 80 nachgewiesenermaßen schädlich für die Darmbarriere.

Schädigende Wirkungen sind auch für oberflächenaktive Lebensmittelzusatzstoffe (Tenside; E471, E473, E475) beschrieben.

Insbesondere die folgenden Emulgatoren sollten Sie, wenn möglich, streng vermeiden:

E 322	Lecithin
E 405	Propylenglycolalginat
E 426	Sojabohnen-Polyose
E 432 bis E 436	Polyoxyethylensorbitan
E 442	Ammoniumsalze der Phosphatidsäure
E 460	mikrokristalline Cellulose
E 642	Ethylcellulose
E 463	Hydroxypropylcellulose
E 464	Hydroxypropylmethylcellulose
E 466	Carboxymethylcellulosen (CMC)
E 470 bis E 475	Speisefettsäuren und deren Ester
E 476	Polyglycerin-Polyricinoleat (PGPR)
E 477	Propylenglycolester
E 479	thermooxidiertes Sojaöl
E 481 bis E 482	Natrium und Calciumstearoyl-2-lactylat
E 483	Stearyltartrat
E 491 bis E 495	Sorbitane

Essverhalten. Nicht nur das, was, sondern auch, wie gegessen wird, hat sehr starken Einfluss auf die Verdauungsfunktion und die Entstehung des Leaky Gut. Die wichtigsten Informationen zu einem vorteilhaften Essverhalten, das Leaky Gut und Verdauungsbeschwerden reduziert, habe ich hier aufgenommen:

Setzen Sie sich hin, wenn Sie essen. Das ist schon mal ein guter Anfang. Dann sollten Sie kleine Portionen zu sich nehmen und diese langsam, lange und bewusst kauen. Heißt, nehmen Sie sich Zeit – und machen Sie nichts anderes »nebenbei«. Wenn Sie hochwertige Lebensmittel und hochwertige Öle und Fette verarbeiten, haben Sie auch geschmacklich einen großen Gewinn. Dabei sollten Sie die vier »S« meiden (stark gewürzte, salzige, süße und saure Lebensmittel). Ihre Trinkmenge sollte 1,5–2 Liter täglich betragen, am besten auf Kaffee und Alkohol ganz verzichten. Ihr Darm dankt es Ihnen!

Gerade bei Leaky Gut und dem Experimentieren mit der Ernährung laufen Sie Gefahr, in eine Unterernährung zu rutschen. Aus diesem Grund sollten Sie Ihren Ernährungszustand gut kennen. Am besten gelingt dies, wenn Sie Ihr Körpergewicht und Ihren Körpermasseindex (Body-Mass-Index; BMI) kontrollieren. Lassen Sie bei Ihrem Hausarzt in regelmäßigen Abständen auch Ihre Blutspiegel der Vitamine D und B_{12}, der Spurenelemente Folsäure, Zink, Calcium und Magnesium kontrollieren sowie den Eisenstoffwechsel erfassen. Wenn Sie bei sich die Tendenz zur Unterernährung (BMI $<$ 18) oder ein zu starkes Vermeidungsverhalten gegenüber Lebensmitteln feststellen, holen Sie sich zeitnah Rat bei einem Ernährungsmediziner. Untergewicht und Mangelernährung sind potenziell lebensbedrohliche Erkrankungen.

Leider schädigen – wie bereits weiter oben erwähnt – viele Medikamente und Nahrungsergänzungsmittel die Darmbarriere. Das Aufbrechen der Tight Junctions ist besonders unter Medikamenteneinnahme problematisch. Die für die Darmbarriere schädlichsten Medikamente sind Antibiotika, Schmerzmedikamente (z. B. Diclofenac, Aspirin), Säureblocker (PPI), Kortison, Eisenpräparate und Hormonpräparate, ohne Rücksprache mit dem verordnenden Arzt sollten diese aber nicht abgesetzt oder reduziert werden.

Weniger bekannt ist den meisten Menschen, dass auch Nahrungsergänzungsmittel die Darmbarriere schädigen können. Vitamine, Spurenelemente, Probiotika, Präbiotika und andere Mittelchen sind nicht uneingeschränkt gut, auch nicht in geringen Mengen. Bei diesen Präparaten ist es ratsam, mit einem Arzt die Notwendigkeit zu besprechen und nicht Notwendiges zugunsten eines gesunden Körpers und einer gesunden Darmbarriere wegzulassen.

Potenzielle Ursachen eines Leaky Gut

Starke Auslöser – Einzelursachen	Schwache Auslöser – Einzelursachen
Alkohol Antibiotika Ernährung (s. auch S. 139 ff.) Fehlverhalten, z. B. bei der täglichen Ernährung Glutensensitivität Hygiene (übertriebene) industriell hergestellte Lebensmittel körperlicher Stress (z. B. Sport) Medikamente Mikrobiomveränderungen Nahrungsergänzungsmittel Nikotin Probiotika psychischer Stress	Allergene bakterielle Toxine (Clostridium perfringens, enterotoxinbildende E. coli, Campylobacter-toxin) Erbfaktoren (vermutet) Giftstoffe Infektionserreger (Noroviren, Rotaviren) Mikroorganismen (verschiedene krankmachende E. coli) Spritzmittel Umweltfaktoren (Umweltgifte, Umweltverschmutzung)
chronische Erkrankungen Bauchspeicheldrüse (Insuffizienz, Pankreatitis) Colitis ulcerosa Darmentzündung (akut oder chronisch) Darmparasiten (Lamblien, Würmer) Gallenwegserkrankungen Mangelernährung Morbus Crohn Nahrungsmittelallergien Nahrungsmittelunverträglichkeiten Pseudoallergien Reizdarmsyndrom Sensitivitäten Zöliakie	Anorexie bakterielle Infektionen chronische Herzinsuffizienz Depressionen Diabetes Typ 1 emotionaler Stress hämorrhagischer Schock Infektionen metabolisches Syndrom Multiple Sklerose

Die Darmbarriere aktiv schützen

An den folgenden Punkten können Sie aktiv ansetzen, um einen Leaky Gut schon bei der Entstehung einzudämmen und um Ihre Darmbarriere zu schützen:

Ungesunder Lebensstil. Ein ungesunder Lebensstil wie Bewegungsmangel, ungünstiger Wach-Schlaf-Rhythmus, Rauchen und Alkohol schadet ihrer Darmbarriere. Hier können sie aktiv etwas ändern.

Alkohol. Alkohol, sowohl gelegentlich als auch regelmäßig, ist neben Rauchen einer der wichtigsten Darmbarriereschädlinge und häufigster Verursacher eines Leaky Gut. Zur Leaky-Gut-Prophylaxe und -Behandlung muss auf Alkohol und Nikotin zu 100 % verzichtet werden.

Ungünstige Ernährung. Eine ungünstige Ernährung mit zu viel Zucker, Limonaden, scharf gewürzten Speisen, fettigen Speisen (Frittiertes, industriell verarbeitete Lebensmittel, Junk Food), Alkohol, Lebensmittelzusatzstoffen und Fleischwaren wirkt sich auf die Darmbarriere sehr ungünstig aus. Ihre Darmbarriere und Ihre Darmflora profitieren von einer ballaststoffreichen ausgewogenen Mischkost. Es gibt aktuell kein Medikament, das den Schaden von ungünstigem Lebensstil und ungünstiger Ernährung kompensieren kann.

Manchen Lebensmitteln unterstellen wir fälschlicherweise, dass diese günstig für die Verdauung oder die allgemeine Gesundheit sind. Diese Denkfehler sollten Sie aufspüren! Bei Verdauungsbeschwerden ungünstig sind beispielsweise Rohkost, Obst- oder Gemüsesmoothies, Fruchtsäfte, industrielle Frühstücksmüslis und Energieriegel. Diese Produkte sind Blähbauchbeschleuniger und Zuckerbomben. Auch bei anderen Produkten gilt es, Wahrnehmungsfehler zu korrigieren. Beispielsweise ist Couscous nichts anderes als Hartweizen, also vergleichbar einer Nudel, und Fleischersatzprodukte sind überladen mit Salz und Geschmacksverstärkern, also ungesunde chemiereiche Lebensmittel – exakt das, was eigentlich vermieden werden soll.

So schlimm wie Rauchen?

Abgesehen davon, dass eine gute Ernährung Darmgesundheit und Darmflora fördert, ist bestens bekannt, dass ungesunde Lebensmittel das Risiko von Herz-Kreislauf-Erkrankungen erhöhen. Für Süßgetränke, zuckerhaltige Zerealien, Chips, Fertig- und Tiefkühlgerichte sowie industriell verpackte Backwaren ist die Risikoerhöhung vergleichbar zum Rauchen. Dies gilt im Prinzip aber für alle hochverarbeiteten Lebensmittel, zu denen auch Marmelade, Aufstriche, Saucen, Wurstwaren, Fischstäbchen und Säuglingsnahrung gehören. Grund hierfür sind unter anderem darmfloraschädliche Inhalte, wie Farbstoffe, Emulgatoren, Aromen, ein Zuviel an Zucker und Salz sowie ungesunde Fette. Da diese Lebensmittel auch die Darmmikrobiota schädigen, haben Sie hier einen weiteren guten Grund, auf diese Lebensmittel zu verzichten.

Die schlimmsten Darmbarriereschädlinge

Rauchen, Alkohol, Emulgatoren und andere Lebensmittelzusatzstoffe sind die schlimmsten Darmbarriereschädlinge. Das ist gut so, denn alle diese Schädigungen sind vermeidbar! Bei einem Leaky Gut sollten Sie Rauchen, Alkohol und Emulgatoren streng meiden. Bei Gluten und Fruktose scheiden sich die Geister, hier kann ein auf vier Wochen begrenzter Auslassversuch zur Klärung beitragen.

Typische Symptome

Schäden an der Darmbarriere können verschiedenste darmnahe und darmferne Symptome verursachen. Spezifische Symptome, die bei einem Leaky Gut immer auftreten, oder solche, bei deren Auftreten die Diagnose Leaky Gut sicher gestellt werden kann, gibt es allerdings nicht.

Bei zahlreichen Erkrankungen kann die Durchlässigkeit erhöht sein. Bei manchen Erkrankungen kann die erhöhte Durchlässigkeit Ursache sein, bei anderen Erkrankungen ist die erhöhte Durchlässigkeit eine Folge. Wie Sie bereits wissen, ist die Darmbarriere immer durchlässig, und eine erhöhte Durchlässigkeit kann bei verschiedensten Erkrankungen auftreten. Wenn der Begriff Leaky Gut im Raum steht, dann sind die ersten Fragen, die auftreten: »Warum ist meine Darmwand durchlässiger, als sie sein sollte?« und »Welche Erkrankung ist für die erhöhte Durchlässigkeit verantwortlich?«

Diese Fragen sind nicht pauschal zu beantworten, weil verschiedenste Ursachen zu einer erhöhten Durchlässigkeit führen. Aus diesen Gründen gibt es für Störungen der Durchlässigkeit der Darmbarriere kein regelhaftes Symptomenbild für einen Leaky Gut.

Medizinisch gibt es zwei Sichtweisen auf die entstehenden Symptome. Zum einen die Sichtweise, welche Symptome bei einer erhöhten Durchlässigkeit entstehen können, und zum anderen die Sichtweise, welche Symptome in den individuellen Fällen vorliegen und der Versuch, über diese Symptome das ursächliche Krankheitsbild zu identifizieren.

Lokale und sytemische Erscheinungsbilder

Die Symptome können in lokale Symptome, also Symptome, die am Darm auftreten, und in systemische Symptome, Symptome, die an anderer Stelle im Körper auftreten, unterschieden werden. Zusätzlich ist zu beachten, dass auch Symptome der Grundkrankheit auftreten können, die nichts mit der erhöhten Durchlässigkeit der Darmbarriere zu tun haben. Aus diesen Gründen kann der Leaky Gut mit zahlreichen völlig verschiedenen Symptomen und verschiedensten Symptomkonstellationen auf sich aufmerksam machen.

Beginnen wir mit den lokalen Symptomen. Typische Symptome am Darm sind Blähbauch (Meteorismus), gesteigerter Abgang von Darmgasen (Flatulenz), Bauchschmerzen, Bauchkrämpfe, Durchfall, zu weicher Stuhlgang, zu häufiger Stuhldrang, Verstopfung, Wechsel von Verstopfung und Durchfall, Völlegefühl, Übelkeit und Erbrechen. Derartige Symptome sind häufig bei Reizdarm, Reizmagen, Unverträglichkeiten, Intoleranzen, Nahrungsmittelallergien und vielen weiteren Erkrankungen, mit denen wir uns später noch beschäftigen (ab S. 111).

Mögliche systemische Beschwerden sind Kopfschmerzen, Migräne, Heuschnupfen, laufende Nase, allergische Beschwerden, chronische Müdigkeit, Abgeschlagenheit, Fatigue, Hautprobleme (Akne, Juckreiz, Schwellungen, Ekzeme, unreine Haut), asthmatische Beschwerden, Stimmungsschwankungen, depressive Verstimmung, Ängstlichkeit, Gelenkbeschwerden, Haarausfall, Fibromyalgie, Muskelschmerzen oder ein Leistungsknick. Bei diesen Beschwerden sind die Abgrenzung zu Erkrankungen, die nichts mit der Darmbarriere zu tun haben, und die Ursachensuche deutlich schwieriger.

Doch: Nicht alle diese Beschwerden werden durch die erhöhte Darmdurchlässigkeit ausgelöst. Manche entstehen erst durch Veränderungen der Aufnahme von Nährstoffen, Vitaminen, Mineralien und Spurenelementen, sind also als sekundäre Beschwerden anzusehen. Vitamin- und Spurenelementmängel, die häufig auftreten, sind der Mangel an Zink, Vitamin D, Vitamin B_{12}, Eisen, Magnesium und Calcium. Spätestens wenn der Darmbarriereschaden so ausgeprägt ist, dass Stoffe nicht mehr gut aufgenommen werden können, sind Untergewicht und Schwierigkeiten, Gewicht zuzulegen, zu beobachten.

Typische Symptome bei Leaky Gut

Lokale Symptome	Systemische Symptome
Bauchschmerzen/Bauchkrämpfe	Abgeschlagenheit
Blähungen	Ängstlichkeit
Durchfall	allergische Beschwerden
Erbrechen	asthmatische Beschwerden
Flatulenz	depressive Verstimmung
Stuhlgangsveränderungen	erhöhte Leberwerte (Abnahme der Entgiftungsfunktion)
Übelkeit	Fatigue
unregelmäßiger Stuhlgang	Fibromyalgie
Verstopfung	Gelenkbeschwerden (Rheuma, Arthritis)
Völlegefühl	Gewichtsprobleme (Zunahme, Abnahme)
weicher Stuhlgang	Heißhunger
Intoleranzen	Hautprobleme (Akne, Rosazea, Juckreiz, Schwellungen, Ekzeme, unreine Haut)
Nahrungsmittelallergien	Haarausfall
Nahrungsmittelunverträglichkeiten	Heuschnupfen
Verwertungsstörungen (Gewichtsverlust, Vitaminmangel, Lymphödeme, Blutungsneigung der Darmschleimhaut, Anämie, Muskelkrämpfe, Schwäche)	Infektanfälligkeit
	laufende Nase
	Leistungsknick
	Migräne/Kopfschmerzen
	Müdigkeit
	Muskelkrämpfe
	Muskelschmerzen
	Stimmungsschwankungen

EXTRA: Bin ich betroffen?

Symptome, die bei einem Leaky Gut immer auftreten oder die einen Leaky Gut belegen, gibt es keine. Wichtig ist die Erfassung der Symptome aber aus einem anderen Grund. Einzelne Symptome oder Symptomkonstellationen können dabei helfen, die Erkrankung zu erkennen, die ursächlich verantwortlich ist. Vielfach herrscht der Irrglaube vor, dass durch Blutuntersuchungen oder Stuhluntersuchungen eine Ursachenforschung möglich ist. Medizinisch verhält es sich andersherum: Die Diagnostik orientiert sich an den Symptomen, die vorherrschen.

Manche Symptome und Erkrankungen sind bei einem Leaky Gut häufig. Diese Symptome finden Sie in der Tabelle unten. Symptome aus dieser Liste können dabei helfen, die Ursachensuche oder die Therapie auch an der Darmbarriere ansetzen zu lassen. Gerade wenn mehrere dieser Symptome vorliegen, sollte im Rahmen der Diagnostik auch an die Darmbarriere gedacht werden.

Symptom-Checkliste

Bei diesen Beschwerden kann ein Leaky Gut die Ursache sein:

- Verdauungsbeschwerden (Blähbauch, Flatulenz, Durchfall, Reizdarmbeschwerden, Darmentzündung)
- Nahrungsmittelintoleranzen oder Nahrungsmittelallergien
- nervöse Beschwerden (Konzentrationsschwierigkeiten, Benebeltsein, ADHS, Gedächtnisstörungen, Stimmungsschwankungen)
- psychische Symptome (Angsterkrankung, Depression)
- Hautprobleme (Ekzeme, Juckreiz, Akne oder Quaddeln)
- Allergischer Formenkreis (Asthma, Hausstauballergie oder Heuschnupfen)
- Hormonerkrankungen (irregulärer Zyklus, prämenstruelles Syndrom)
- Autoimmunerkrankungen (Zöliakie, Hashimoto, rheumatische Erkrankungen, Lupus, Diabetes Typ I)
- Fibromyalgie oder Chronic-Fatigue-Syndrom (CFS)
- reduzierte Leistungsfähigkeit
- Muskelschmerzen, Gelenkschmerzen

Diagnostik eines Leaky Gut

Anhand der Symptome kann, wie Sie gerade gelesen haben, die Diagnose Leaky Gut nicht sicher gestellt werden. Ob und wie ein Leaky Gut dennoch diagnostiziert werden kann, erfahren Sie im folgenden Kapitel.

Die Darmbarrierestörung ist bei zahlreichen Erkrankungen ein wesentlicher Faktor, z. B. tritt bei Darmentzündungen die erhöhte Durchlässigkeit absolut regelmäßig auf. Dies gilt sowohl für starke Entzündungsvorgänge (Makroentzündung) als auch für geringgradige Entzündungsvorgänge (Mikroentzündung).

Bei Makroentzündungen gestaltet sich die Diagnostik einfach. Die Symptome sind stark ausgeprägt, wie starker Durchfall, der auch teilweise blutig oder schleimig sein kann. Stuhltests weisen bei Makroentzündungen stark erhöhte Entzündungswerte auf und in Magen- oder Darmspiegelung ist die Entzündung gut erkennbar. Die erhöhte Durchlässigkeit braucht in solch einer Situation nicht extra nachgewiesen zu werden.

Bei Mikroentzündungen und damit assoziierten Erkrankungen ist der wissenschaftliche Nachweis einer erhöhten Durchlässigkeit ein vielfach untersuchtes Phänomen. Verschiedenste Tests können die erhöhte Durchlässigkeit für Substanzen (z. B. Lipopolysaccharide) oder für Zucker (z. B. Mannitol) nachweisen und sind wissenschaftlich gut etabliert. Diese Tests haben unser Wissen zum Leaky Gut sehr erweitert. Wünschenswert wäre es nun, diese Tests auch in der Patientenversorgung anzuwenden. Für den medizinischen Alltag sind diese spezifischen Tests aber noch nicht verfügbar, weil sie zu aufwendig sind. Glücklicherweise sind verschiedene Tests für die Patientenversorgung in Entwicklung und werden demnächst zur Verfügung stehen. Weil diese Tests aber im Moment noch nicht verfügbar sind, hat sich ein enormer Markt an Stuhl-Laborleistungen etabliert, deren Ergebnisse auf Veränderungen an der Darmbarriere hinweisen können und dadurch indirekte Spekulationen zu einem Leaky Gut ermöglichen. Da diese Untersuchungen nur wenig spezifisch oder aussagekräftig sind, handelt es sich bei den meisten um Selbstzahlerleistungen, von denen jedoch medizinische Fachgesellschaften abraten. Gerade bei Heilpraktikern sind diese Tests allerdings sehr beliebte Angebote. Demgegenüber steht medizinische Diagnostik, bei der die Suche nach Darmentzündungen (Calprotektin und Lactoferrin), krankmachenden Keimen (mikrobiologische Stuhldiagnostik als Kassenleistung) oder Enzymmangel (Elastase) im Fokus ist.

Richtlinien zur Stuhltestung

Es gibt eine Diagnostik, die sich an den Leitlinien orientiert und aus diesem Grund von der Ärzteschaft empfohlen wird. Innerhalb der Leitlinien bewegen sich die Tests auf Calprotektin, Lactoferrin und Pankreaselastase.

Empfohlene Diagnostik

Die Entzündungsproteine **Calprotektin und Lactoferrin** weisen auf entzündliche Aktivität im Darm und damit auf eine Schädigung der Darmbarriere hin. Wenn Calprotektin oder Lactoferrin erhöht sind, liegt immer eine Entzündung im Darm vor, je stärker die Erhöhung, desto ausgeprägter die Entzündung. Beide Werte werden oftmals auch als Verlaufsparameter verwendet. Calprotektin ist als Test weit verbreitet, Lactoferrin wird weitaus weniger verwendet.

Werte bis zum Vierfachen der Norm können bei moderaten Darmentzündungen oder bei einer SIBO (s. S. 74) vorliegen. Bei Werten über dem Vierfachen der Norm sind Makroentzündungen wie eine Gastroenteritis (akut) oder eine entzündliche Darmerkrankung (chronisch) die Ursache.

Mikroentzündungen werden durch diese beiden Laborwerte nicht erfasst. Calprotektin wird regelhaft in der Leaky-Gut- und SIBO-Diagnostik verwendet und ist im Rahmen der Ausschlussdiagnostik bei den Symptomen Durchfall, Blähbauch und Bauchschmerzen medizinischer Standard.

Die **Pankreaselastase** ist ein Verdauungsenzym der Fettverdauung. Bestimmt wird in Stuhluntersuchungen die Pankreaselastase vom Typ 1, die einen sehr spezifischen und stabilen Messparameter darstellt. Erniedrigte Werte kommen bei einer Minderproduktion durch die Bauchspeicheldrüse, wie bei der Pankreasinsuffizienz oder der chronischen Pankreatitis, sowie bei einer SIBO vor, weil bei SIBO die Elastase von Dysbiosebakterien abgebaut wird. Falsch negative Werte treten bei wässrigem Durchfall auf, hier handelt es sich um einen Verdünnungseffekt.

Die Pankreaselastase wird regelhaft in der Leaky-Gut- und SIBO-Diagnostik verwendet und ist im Rahmen der Ausschlussdiagnostik bei den Symptomen Durchfall, Fettstuhl, Verdauungsbeschwerden, Blähbauch und Bauchschmerzen medizinischer Standard.

Nicht empfohlene Diagnostik

Verschiedenste Ärzte oder Laienheiler bieten eine Diagnostik an, die in medizinischen Leitlinien nicht empfohlen wird. Teilweise können derartige Selbstzahlertests auch direkt bei Laboren veranlasst werden. Eine fehlende Erwähnung in medizinischen Leitlinien bedeutet natürlich nicht zwangsläufig, dass all diese Tests unsinnig wären, aber die stark eingeschränkte Aussagekraft derartiger Tests darf man dennoch nicht herunterspielen. Bei dem größten Teil der Tests gibt es keine etablierten Normwerte, keine Aussagekraft und keine Spezifität. In der Hand von Experten können bei einzelnen Werten Rückschlüsse gezogen werden, eine Lektüre der Computerinterpretationen ist allerdings wenig geeignet, sinnvolle Maßnahmen zu ergreifen. Vorsicht ist spätestens geboten, wenn in Selbstzahler-Befundberichten Einnahmeempfehlungen erfolgen.

Zonulin ist ein wichtiges Regulatorprotein der Darmbarriere, dass – sofern stark erhöht – auf einen Leaky Gut hinweist. Erhöhte Zonulinspiegel geben in erster Linie einen Hinweis auf eine Aktivität an der Darmbarriere und zeigen nicht nur eine beeinträchtigte Darmbarriere an, sondern sind auch ein Marker für offene

Tight Junctions, wie sie zum Beispiel in Zusammenhang mit der physiologischen Verdauungsleistung vorkommen. Zonulin kann in Stuhl und Blut bestimmt werden. Gut bekannt ist, dass Nahrungsaufnahme und Verdauung den Zonulinwert erhöhen, sodass vor einer Bestimmung im Blut ausreichend lange (mindestens sechs Stunden) nichts gegessen und getrunken werden sollte. Die Bestimmung von Zonulin im Stuhl ist medizinisch unsinnig, da eine Vergleichbarkeit der erhobenen Werte nur möglich wäre, wenn mehrere Tage vor der Bestimmung eine standardisierte Ernährung und eine auf das Körpergewicht adaptierte Menge gegessen wird, da der Einfluss verschiedenster Lebensmittel auf den Zonulinwert sehr hoch ist.

In der Fachliteratur gilt der Zonulinspiegel als unverlässlich, da ein stark erhöhter nüchtern bestimmter Blutspiegel einen Leaky Gut zwar belegt (hohe Spezifität), ein Leaky Gut aber auch ohne eine Zonulinerhöhung vorkommen kann (niedriger Vorhersagewert). Ein negativer Zonulinwert schließt einen Leaky Gut also nicht sicher genug aus. Da Zonulinwerte nahezu regelhaft falsch bestimmt werden (nicht ausreichende Nüchternphase) und die Interpretation sehr fehlerhaft ist, wird die Durchführung dieses Tests nicht empfohlen. Dies auch vor dem Hintergrund, dass die vielfach falsch erhöhten Werte in den Betroffenen das Gefühl erwecken, ernsthaft erkrankt zu sein.

Weitere mögliche Laborwerte

Alpha-1-Antitrypsin (α1-AT). α1-AT ist ein sehr guter Marker für Entzündungen der Darmbarriere und erhöhte Durchlässigkeit und damit ein guter Marker für Leaky Gut. Da α1-AT jedoch bei vielen Erkrankungen der Darmbarriere erhöht ist, aber auf nichts konkret hinweist, ist die α1-AT Bestimmung überflüssig und nicht empfohlen.

Sekretorisches Immunglobulin A (sIgA). sIgA-Antikörper werden in der Darmwand gebildet und richten sich gegen Bakterien und Viren. Erhöhtes sIgA im Stuhl weist darauf hin, dass an der Darmwand Schäden bestehen und dass sIgA freigesetzt wird.

Bei einem Leaky Gut kann eine sIgA-Erhöhung auftreten, es kann aber auch ein sIgA-Mangel vorkommen, wenn die geschädigte Darmbarriere nicht mehr genug sIgA bilden kann. Aus diesem Grund ist sIgA in der Leaky-Gut-Diagnostik nutzlos.

Eosinophiles Protein X (EPX/EDN). Eosinophiles Protein X (EPX), in manchen Laboren auch EDN (Eosinophil Derived Neurotoxin) genannt, ist ein Entzündungsmarker allergischer Entzündungsvorgänge. EPX ist bei Darmentzündungen, bei Parasitenbefall, bei Wurmbefall und bei Nahrungsmittelallergien erhöht. Hilfreich ist EPX bei der Unterscheidung zwischen echter Nahrungsmittelallergie (EPX erhöht) und nicht-allergischer Nahrungsmittelintoleranz (EPX nicht erhöht).

Lysozym. Lysozym ist bei der Bakterienabwehr von Bedeutung und ein Indikator für die Einwanderung von Entzündungszellen in die Darmwand. Erhöhte Werte von Lysozym im Stuhl finden sich daher bei akuten und chronischen bakteriellen Darmentzündungen. Im Rahmen der Leaky-Gut-Diagnostik jedoch nicht hilfreich.

β-Defensin-2. Defensine wirken wie körpereigene Antibiotika gegen Bakterien, Viren und Pilze. Erhöhte Werte weisen auf eine Darmentzündung hin. Erniedrigte Werte weisen auf eine eingeschränkte Funktionalität der Darmbarriere hin. In der Leaky-Gut-Diagnostik leider nicht hilfreich.

Die Untersuchung von **Gallensäuren im Stuhl** kann in der Diagnostik des Leaky Gut und der Dünndarmfehlbesiedlung hilfreich sein. Bei einem Gallensäureverlustsyndrom, nach Dünndarmoperationen, bei Dünndarmentzündungen, bei einer Dünndarmfehlbesiedlung, nach einer Gallenblasenentfernung, bei einer Zöliakie oder bei einer chronischen Pankreatitis sind die Gallensäuren im Stuhl erhöht.

Verdauungsrückstände. Im Stuhl finden sich auch bei normaler Mahlzeitengröße immer Verdauungsrückstände. Bei Untergewicht und reichlich Verdauungsrückständen kann dies als Fehlverdauung (Maldigestion) bewertet werden. Bestimmt werden im Stuhl Fettrückstände, Stickstoff, als Markersubstanz für die Proteinverdauung, und Milchsäuren, als Hinweis auf Gärungsvorgänge, wie sie bei Kohlenhydratintoleranzen (Laktose, Saccharose, Galaktose) oder der Dünndarmfehlbesiedlung auftreten. Ohne standardisierte Mahlzeiten im Vorfeld ist die Analyse der Verdauungsrückstände selten hilfreich.

Gliadin-Antikörper im Stuhl. Nutzloser Test

Stuhl-pH. Ideal ist eine leicht saure Flora im pH-Bereich zwischen 5,8 und 6,5. Ein Stuhl pH von > 7 begünstigt das Ansiedeln einer Fäulnisflora, die oft reich an Clostridien ist. Eine eiweißreiche Ernährung verschiebt den pH in Richtung höherer pH-Werte (proteolytische Bakterienflora), eine kohlenhydratreiche Ernährung verschiebt den pH in Richtung niedrigerer pH-Werte (saccharolytische Bakterienflora). Die Kenntnis des Stuhl-pHs ist medizinisch bedeutungslos.

Stuhltestungen (intestinale Ökobilanz). Verschiedenste Stuhltestungen werden inzwischen frei verkäuflich angeboten und machen den Anschein, einen Überblick über die eigene Darmflora zu geben. Bei den Berichten handelt es sich aber nicht um medizinisch etablierte oder erforderliche Testungen. Eine wissenschaftliche Studie hat Proben von einem Stuhlgang an verschiedene Labore gesendet und zusätzlich in einigen Laboren mehrfach untersuchen lassen. Die Variabilität der Messergebnisse zum gleichen Stuhlgang hatten ein groteskes Ausmaß.

Weil in den farbigen Berichten fiktive Normwerte vorgegeben werden und verschiedenste fachlich klingende Begriffe verwendet werden, erwecken diese Berichte beim nicht Fachkundigen den Eindruck einer medizinischen Wertigkeit. Medizinische Behandlungsleitlinien raten von derartigen Tests strikt ab. Die abgeleiteten Therapieempfehlungen folgen keiner medizinischen Rationale.

Immunzellen. Aufgrund entzündlicher Vorgänge kann die Anzahl an Immunzellen in einer Stuhlprobe erhöht sein. Die Testung von Immunzellen ist nicht medizinischer Standard und daher überflüssig.

Bluttestung, Vitamine und Spurenelemente. Bei Beschwerden aus dem Leaky-Gut-Formenkreis wird routinemäßig ein Basislabor untersucht. Das Basislabor umfasst das zelluläre Blutbild,

Elektrolyte (Blutsalze) und verschiedene Parameter der Organfunktionen. Hier finden sich Hinweise auf organbezogene Störungen, die im Zusammenhang mit den Beschwerden hilfreich sein können. Zusätzlich zum Basislabor werden die Spiegel von Vitaminen und Spurenelementen bestimmt.

C-reaktives Protein (CRP) und Blutsenkungsgeschwindigkeit (BSG). CRP und BSG sind Blutmarker, die bei Entzündungsvorgängen erhöht sind. Beide Werte sind Standardlaborwerte bei der Suche nach entzündlichen Erkrankungen.

Lipopolysaccharide (LPS). Lipopolysaccharide sind bakterielle Bestandteile, die beim Absterben von Bakterien auftreten und auf bakterielle Entzündungen hinweisen. Erhöhtes LPS im Blut zeigt eine gestörte Darmbarriere an, ist aber kein Leaky-Gut-Standardlaborwert.

Tumornekrosefaktor α (TNFα). Tumornekrosefaktor α ist ein Entzündungsmarker für chronische Infektionen und chronische Entzündungen. TNFα wird nur selten bestimmt und ist in der Leaky-Gut-Diagnostik überflüssig.

Seltener verwendete Bluttests

Manche Labore bieten Interleukin-12 (IL-12), intestinales Fettsäure-bindendes Protein (I-FABP), lösliches Glycoprotein 14 (sCD14) und Lipopolysaccharid-bindendes Protein (LBP) zur Leaky-Gut-Diagnostik an. Diese Laboruntersuchungen sind bei Leaky Gut alle nicht etabliert und entbehrlich.

Laktulose-Mannitol-Test. Laborparameter in Blut oder Stuhl sind indirekte Marker, die auf Entzündungen oder Fehlfunktionen hinweisen – die Durchlässigkeit erfassen oder den Leaky Gut belegen können jedoch diese Werte alle nicht. Wissenschaftlich ist die Durchlässigkeit der Darmbarriere durch den Laktulose-Mannitol-Test sehr gut erfassbar, in der Routinediagnostik wird dieser Test aufgrund des hohen Aufwands im Moment aber nicht angeboten.

Beim Laktulose-Mannitol-Test wird zunächst die Harnblase entleert, dann ein Testgetränk, das den Zweifachzucker Laktulose und den Zuckeralkohol Mannitol enthält, getrunken, und in der Folgezeit der neu gebildete Urin über 24 Stunden gesammelt. Laktulose und Mannitol erscheinen im Urin, anhand des Laktulose-/Mannitol-Quotienten kann die Durchlässigkeit der Darmbarriere quantifiziert werden. Dadurch kann nicht nur die Diagnose einer Durchlässigkeitsstörung der Darmbarriere sehr zuverlässig gestellt werden und sogar das Ausmaß des Darmbarriereschadens in leicht, mittelgradig oder schwer unterschieden werden. Beim Leaky Gut erhöht sich der Laktulose-/Mannitol-Quotient im Urin, da der parazelluläre Resorptionsweg, vorbei an den Zellen durch offene Tight Junctions, den Laktulose benutzt, gesteigert ist und der transzelluläre Resorptionsweg, durch die Schleimhautzellen, den Mannitol benutzt, durch Zellverlust reduziert ist. Der zeitliche Verlauf des Anstiegs erlaubt es, die erhöhte Durchlässigkeit im Dünndarm (Stunde 0–2 des Tests) oder im Dickdarm (Stunde 8–24 des Tests) zu lokalisieren.

Der Laktulose-Mannitol-Test ist aktuell der beste Test, um einen Leaky Gut zu belegen, ist aber für den Routineeinsatz nicht verfügbar. Im Moment ist für den klinischen Alltag kein Leaky-Gut-Diagnostiktest geeignet oder empfohlen. Ein 13C-basierter Mannitoltest für die klinische Diagnostik ist aktuell an der Mayo-Klinik in Rochester, USA, in Entwicklung und könnte zeitnah zur Verfügung stehen. Dies wäre eine sehr einfache Testung der Durchlässigkeit der Darmbarriere. Dieser C13-basierte Mannitoltest erfordert dann im Vorfeld eine standardisierte Ernährung, um Einflüsse der individuellen Ernährung zu minimieren, und eine mindestens 24-stündige Urinsammlung.

Die erste Leaky-Gut-Forscherin

Der Laktulose-Mannitol-Test zur Überprüfung der Durchlässigkeit der Darmschleimhaut basiert auf dem Hirsch-Effekt, der die Durchlässigkeit der Dünndarmschleimhaut für große Teilchen und deren anschließende Ausscheidung im Darm beschreibt.

Der Hirsch-Effekt wurde nach der deutschen Ärztin Rahel Hirsch (1870–1953) benannt, die in Deutschland die erste Professorin für Medizin war. Interessanterweise wurden ihr die Forschungsergebnisse zum Hirsch-Effekt anfänglich nicht geglaubt. Erst sehr viel später, nach ihrem Tod, stellten sich ihre wissenschaftlichen Errungenschaften als korrekt heraus, sodass Rahel Hirsch als eine der ersten Leaky-Gut-Forscherinnen in die Geschichte einging.

In den USA wurde Anfang 2014 ein vereinfachter Laktulose-Mannitol-Test für den Endverbraucher auf den Markt gebracht. Bei diesem Test werden ein Urin-Nullwert und ein kumulativer Sechsstundenwert erfasst, sodass im Wesentlichen die Dünndarmdurchlässigkeit ermittelt wird. Der Test ist zwar recht kostspielig, aber der einzige Test, mit dem die Durchlässigkeit der Darmbarriere exakt erfasst werden kann. Vermutlich werden vergleichbare Angebote auch für Europa bald zur Verfügung stehen.

Zu beachten ist, dass zwei Tage vor dem Test diejenigen Lebensmittel, die das Testergebnis verfälschen könnten, nicht gegessen werden sollten. Zu diesen Lebensmitteln zählen Diätlebensmittel, die Mannitol als Zuckeraustauschstoff enthalten, sowie Zwiebeln, Sellerie, Kürbis, Erdbeeren, Pilze, Süßigkeiten, Marmelade und Gelee. Außerdem sollten Probiotika und Medikamente wie Hustensaft, Schmerzmedikamente, Aspirin und Antazida ab drei Tage vor dem Test gemieden werden.

SIBO/SIFO als häufigste Auslöser eines Leaky Gut

Unter den häufigsten Ursachen für einen Leaky Gut finden sich die Dünndarmfehlbesiedlung mit Bakterien (SIBO; small intestinal bacterial overgrowth) oder die Dünndarmfehlbesiedlung mit Pilzen (SIFO; small intestinal fungal overgrowth), wobei die SIBO weitaus häufiger als die SIFO ist.

Streng genommen werden bei der SIBO verschiedenste Erkrankungen unter einem Sammelbegriff zusammengefasst. Eine Fehlbesiedlung kann entweder mit zu vielen Keimen, mit den falschen Keimen oder mit beidem auftreten. Der Dünndarm ist nicht steril, vielmehr befinden sich im Dünndarm lediglich weniger Keime als im Dickdarm. Bei dem Unterschied handelt es sich in etwa um den Faktor 1000–10 000, da im Dünndarm etwa 1000 bis 10 Millionen Keime pro Gramm Darminhalt und im Dickdarm 10 Billionen bis 100 Billionen Keime pro Gramm nachweisbar sind. Beim Krankheitsbild der SIBO geht es aber um den Dünndarm, dessen Flora sich in Stuhlproben nicht bestimmen lässt, denn Stuhlproben erfassen nur die Dickdarmflora.

Ursachen und Symptome der SIBO/SIFO

Bei der SIBO können verschiedene Formen erkennbar sein:

Entweder es siedeln sich falsche Keime aus dem Dickdarm an, weil diese aus dem Dickdarm in den Dünndarm aufsteigen, oder falsche Keime siedeln sich an, weil diese durch reduzierte Keimabtötung im Magen von oben in den Dünndarm gelangen. Bei den Keimen, die von oben kommen, kann es sich um Keime aus der Mundflora handeln oder um Keime, die mit der Nahrung aufgenommen wurden.

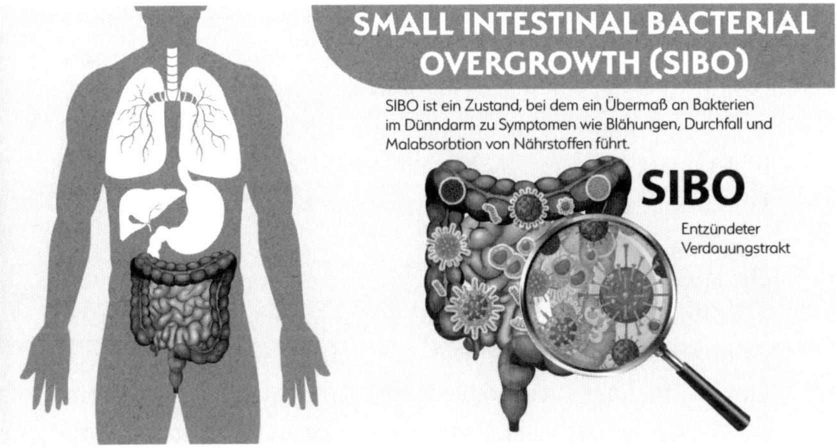

SIBO – falsche Keime im Darm

Falsche Keime siedeln sich an, weil die Darmbarriere, vor allem die Schleimschicht, oder die Darmmikrobiota geschwächt wurden. Dies wird zum Beispiel durch Antibiotikagaben, eine ungünstige Ernährung oder durch einen krank machenden Lebensstil verursacht.

Bei einer weiteren Form siedeln sich zu viele Keime an, wobei es sich dabei um zu viele Keime der üblicherweise vorhandenen Darmflora oder um zu viele Keime einer Fremdflora handeln kann.

Meistens liegt bei der SIBO aber ein Mischbild vor, weil verschiedenste Ursachen gleichzeitig vorliegen oder sich gegenseitig bedingen. Die SIBO-assoziierten Störungen im bakteriellen Ökosystem des Dünndarms werden zu den Dysbiosen gezählt.

Davon abzugrenzen ist die SIFO, die weitaus seltener ist und bei der sich Pilze im Dünndarm ansiedeln. Normalerweise finden sich in der Darmflora keine Pilze, sie können jedoch transient vorkommen, also beim zufälligen Durchschreiten des Darms durch die aufgenommene Nahrung, oder als resident, also angesiedelt sein. Unter SIFO werden angesiedelte Pilze verstanden. Ursachen für Pilzbesiedlungen sind Immunschwächen, langwierige Antibiotikabehandlungen und daraus resultierende Dysbiosen sowie Fehlernährung mit einem dauerhaft zu hohen Zuckeranteil. Eine Sonderform der SIFO stellt das sehr seltene Eigenbrauer-Syndrom dar. Bei dieser Erkrankung können Pilze im Dünndarm so viel Alkohol bilden, dass es zu messbarem Blutalkoholspiegel und Trunkenheitsanzeichen kommen kann.

Die Auslöser einer SIBO

Als auslösende Faktoren der SIBO gelten Antibiotikagaben, Veränderungen der Magensäuresekretion mit zu wenig Säure (auch durch Einnahme von Säureblockern), Darmentzündungen, Dünndarmdivertikel, Zöliakie, Diabetes, chronische Bauchspeicheldrüsenentzündung und Störungen der Dünndarmmotorik. In vielen Fällen bleibt die Ursache aber auch ungeklärt, oder die Betroffenen werden fälschlicherweise als Reizdarm diagnostiziert.

Ein wesentlicher Faktor ist die Verlangsamung der Transportgeschwindigkeit im Dünndarm, wie sie bei Störungen der Muskelfunktion vorkommt. Eine langsamere Transportgeschwindigkeit führt unweigerlich zu einer Erhöhung der Keimbelastung, da die Keime, die sich im Darminhalt natürlicherweise vermehren, nicht ausreichend rasch in den Dickdarm entsorgt werden können. Weitere Faktoren sind anatomische Varianten, die den Bakterien Nistplätze ermöglichen, oder Veränderungen an der Ventilklappe zwischen Dünn- und Dickdarm, die ein Aufsteigen ermöglichen. Als weitere häufige Ursachen können Schädigungen der Dünndarmflora durch Antibiotika und andere Medikamente, reduzierte Bakterienabtötung im Magen durch fehlende Säure, reduzierte Produktion von Abwehrstoffen (Antikörper) aufgrund von Schädigung der Darmbarriere und reduzierte Menge an Pankreas- und Gallensaft, die Bakterienwachstum hemmen, noch hinzukommen. Bei den Keimen, die eine SIBO verursachen, handelt es sich meistens um Laktobazillen, Enterobakterien, Enterokokken und Bakterioides.

Ursachen, Krankheiten und anatomische Varianten, die SIBO begünstigen	
Antibiotika	Zu wenig Magensäure durch die Einnahme von Säureblockern oder bei atrophischer Gastritis
Dünndarmstase	Operative blinde Schlingen (blind-loop-Syndrom)
Dünndarmdivertikel	Magenentfernung (fehlender Säureschutz)
Abnorme Anatomie	Dünndarmtumor
Verwachsungen und Strikturen (Morbus Crohn, Operation, Bestrahlung)	Darmverdrehung (Volvolus)
Abnorme Dünndarmmotilität	Darmeinstülpung (Intussuszeption)
Diabetes mellitus	Autonome Neuropathie
Kollagenosen (Sklerodermie)	Muskelerkrankungen (Myopathie)
Strahlenenteritis	Morbus Crohn
Intestinale Pseudoobstruktion	Mitochondriale Erkrankungen
Amyloidose	Schilddrüsenunterfunktion
Morbus Parkinson	Abnorme Anatomien (Verbindung proximaler/distaler GIT)
IC-Klappen-Resektion	Gastrokolische oder jejunokolische Fisteln
Multifaktorielle Ursachen	Darmbarrierestörungen (Schleimschicht)
Pankreasinsuffizienz	Höheres Alter
Weibliches Geschlecht	Alkoholmissbrauch
Hypochlorhydrie (atrophe Gastritis; Medikation; Säureblocker)	Immundefizienz (Common variable immunodeficiency (CVID), HIV/AIDS, iGA-Mangel, schwere Mangelernährung/Anorexie)

Ursachen, Krankheiten und anatomische Varianten, die SIBO begünstigen	
Leberzirrhose/nicht alkoholische Steatose	Chronisch entzündliche Darmerkrankungen (Morbus Crohn, Colitis ulcerosa)
Nierenerkrankungen	Zöliakie
Künstliche Ernährung/ Sondenkost	Reizdarm
Medikamente (Opiate)	Kurzdarmsyndrom

Symptome der SIBO

Bei der SIBO entstehen Beschwerden zum einen aufgrund der Grunderkrankung und zum anderen aufgrund der Fehlbesiedlung. Führende Beschwerden, die wegen der SIBO entstehen, sind übermäßige Darmgasbildung mit Blähbauch und Flatulenz, Spannungsgefühl im Bauch, Durchfall, Bauchkrämpfe und Gluckern. Zusätzlich treten häufig Übelkeit, Völlegefühl und weicher Stuhlgang auf. Bei stark ausgeprägten Krankheitsbildern können auch Fettstuhl, Gewichtsabnahme und Vitaminmangel durch eine Blutarmut (Anämie) vorkommen.

Neben diesen darmbezogenen Beschwerden berichten zahlreiche Betroffene auch von dem Gefühl, wie benebelt zu sein, von Hautproblemen, Abgeschlagenheit und Erschöpfung bis hin zur Fatigue, von Müdigkeit, depressiven Gedanken und Gelenkschmerzen.

Zahlreiche dieser Symptome lassen sich auf den Zerfall von Bakterien und Archaeen (siehe unter IMO ab S. 93) zurückführen, weil beim Zerfall im Rahmen des erhöhten Zellumsatzes oder des Absterbens unter Therapie Zellbruchstücke und Endotoxine wie Lipopolysaccharide (LPS) in den Körperkreislauf gelangen und Symptome verursachen. Typische, endotoxinverursachte systemische Symptome sind Abgeschlagenheit, Erschöpfung, Kopfschmerzen, Muskelschmerzen, Gelenkschmerzen, Ausschläge,

Hautjucken, Verstimmungen wie Depressionsneigung und Ängstlichkeit sowie unspezifische Bauchbeschwerden.

Folgen der SIBO

Eine langfristig nicht erkannte Dünndarmfehlbesiedlung kann zu Mangelernährung, Vitaminmangel und deren Folgen kommen. Betroffen sind insbesondere die fettlöslichen Vitamine A, D, K sowie Vitamin B_{12}.

Der Mangel an Vitamin A kann zu Nachtblindheit, der Mangel an Vitamin D zu Störungen der Knochenbildung (Osteomalazie), der Mangel an Vitamin K zu Blutgerinnungsstörungen und der Mangel an Vitamin B_{12} zu Anämie, Schwäche und neurologischen Problemen führen. Der Mangel an Kalzium zeigt sich bei Muskelkrämpfen und der Mangel an Proteinen in Ödemneigung.

Diagnostik der SIBO

In der Diagnostik der SIBO ist die Durchführung eines Atemtests medizinischer Standard.

SIBO-Atemtest

Der Glukose-Atemtest ist hierbei das praktikabelste und korrekteste medizinische Nachweisverfahren. In Einzelfällen wird auch auf einen Laktulose-Atemtest ausgewichen, der etwas komplexer in der Auswertung ist und daher nur bei einem Gastroenterologen durchgeführt werden sollte. Das Testprinzip beruht darauf, dass bei bakterieller Verstoffwechslung von Glukose oder Laktulose Wasserstoff (H_2) entsteht, der teilweise in den Körper aufgenommen, über die Lunge abgeatmet wird und schließlich in der Ausatemluft gemessen werden kann. Ein positives Testergebnis ist zumeist auch von durch den Test verursachten SIBO-Symptomen wie Blähbauch und Flatulenz begleitet. Um den Test nicht zu verfälschen, sollten zwei Tage vor dem Test nur wenige Kohlenhydrate und Ballaststoffe gegessen werden. In der Hand eines Geübten erreicht der Test eine Sensitivität von etwa 90 %.

Diese Sensitivität kann durch die Kombination mit einem Methan-Atemtest erhöht werden, dieser Test ist aber in Deutschland keine Kassenleistung und wird aufgrund der hohen Kosten nicht flächendeckend angeboten.

Die Kombination mit einem Methan-Atemtest wäre medizinisch aber wertvoll, da die SIBO mit methanbildenden Lebewesen durch den H_2-Atemtest nicht ausreichend zuverlässig erfasst ist. Fallstricke des Methan-Atemtests werden etwas später unter IMO (ab S. 93) noch detaillierter erläutert.

Von der Selbstdurchführung derartiger Atemtests wird von Fachgesellschaften abgeraten, da die Interpretation oftmals schwierig ist und die entstehenden Computerbefunde vielfach falsche Bewertungen abgeben, die in Therapieempfehlungen verschiedenster Präparate münden, die zudem gleich beim Anbieter der Selbsttests bestellt werden können oder zumindest aus dem gleichen Haus stammen ... die Verkaufsmasche lässt sich erahnen. Knifflig wird die Testinterpretation gerade dann, wenn der Anstieg der Testwerte spät erfolgt, denn dann ist die Abgrenzung zwischen Dünndarm- und Dickdarmflora nicht ganz einfach und kann ohne Kenntnis des genauen Beschwerdebilds der Patienten nicht erfolgen. Von Selbsttests ohne Kontrolle eines Gastroenterologen, der sich mit den Testverfahren und der Auswertung auskennt, wird abgeraten.

Wenn im Beschwerdebild Blähungen und weicher Stuhl im Vordergrund stehen, gehören neben dem SIBO-Atemtest routinemäßig auch Atemtestungen auf Kohlenhydratverwertungsstörungen wie Laktose-, Fruktose- und Sorbitintoleranz zum Untersuchungsprogramm. Atemtestungen auf weitere Kohlenhydratmalabsorptionen sind wenig etabliert und werden gelegentlich an spezialisierten Universitätskliniken angeboten.

Vorbereitung auf den Atemtest

Wo auch immer der Atemtest ausgeführt wird, werden unterschiedliche Vorbereitungsbedingungen genannt. Es ist absolut geraten, sich daran zu halten. Falls Sie keine Vorabinformationen erhalten haben sollten, raten Fachgesellschaften zu folgendem Standard: Keine Antibiotika in den vier Wochen vor der Atemtestung. Keine Abführmedikamente oder Medikamente, die die Darmmotilität beeinflussen (z. B. Metoclopramid, Domperidon, Prucaloprid, Loperamid), in der Woche vor dem Atemtest. Kohlenhydrate und fermentierte Lebensmittel in den 24 Stunden vor der Testung sollten vermieden werden. Am Tag des Tests nicht Frühstücken, die Zähne nicht putzen, keinen Sport treiben und auch nicht rauchen. Keine Testdurchführung unter Säureblockertherapie, Pause mindestens zwei Wochen.

Labor

Mit Laboruntersuchungen kann eine SIBO nicht nachgewiesen werden. Ergänzend zur Diagnostik werden im Blut Albumin (erniedrigt), Vitamin B_{12} (erniedrigt), Folsäure (erhöht), Blutbild (Anämie) und Gesamteiweiß (erniedrigt) bestimmt.

Eine Analyse der Stuhlbakterien kann eine Dünndarmfehlbesiedlung nicht erkennen und kann daher unterlassen werden, selbst wenn dies fälschlicherweise oft anders behauptet wird. Der Entzündungswert Calprotektin im Stuhl ist bei einer SIBO auf bis zum dreifachen oberen Normwert erhöht. In der Stuhldiagnostik finden sich bei einer ausgeprägten SIBO gelegentlich auch erhöhte Gallensäurenwerte, da Gallensäuren bei einer SIBO schlecht rückresorbiert werden können.

Aspirat

Der beste medizinische Nachweis sind die Gewinnung von endoskopischem Dünndarmsaft und die Anzucht der Bakterien im Labor. Für die Alltagsdiagnostik ist dies aufgrund des hohen Aufwands nicht Standard, im Falle der schwer zu behandelnden, häufig oder schnell wiederkehrenden SIBO wird die Anzucht hingegen regelmäßig durchgeführt, da die Anzucht auch eine Antibiotika-Resistenztestung und dadurch eine gezieltere Antibiotikaauswahl ermöglicht. Der Nachweis von mehr als 10 000 Bakterien pro ml gilt als Beleg für eine SIBO. Sofern die Fehlbesiedlung aber auf einzelne Dünndarmabschnitte begrenzt ist, wie zum Beispiel bei Divertikeln, gelingt der SIBO-Nachweis durch Anzucht nicht.

Weitere Diagnostik

Je nach Symptomen und vermuteter SIBO-Ursache können bei der Diagnostik eine Ultraschalluntersuchung, eine Magenspiegelung, eine Darmspiegelung oder radiologische Verfahren notwendig sein. Hierüber entscheidet Ihr Hausarzt. Die Ultraschalluntersuchung ist ein einfach einsetzbares Untersuchungsverfahren, mit dem die Organe exzellent untersucht werden können. Hierin sind sehr gut Gallensteinleiden, Erkrankungen der Leber oder Bauchspeicheldrüse und vieler weiterer Organe im Bauchraum zu sehen. Die Magenspiegelung sucht in diesem Zusammenhang erklärende Ursachen wie Dünndarmdivertikel, Engstellen oder Entzündungen und ist geeignet, andere erklärende Ursachen wie eine Zöliakie, Magengeschwüre oder eine Gastritis zu erkennen. Die Magenspiegelung ermöglicht auch die Gewinnung von Dünndarmsaft zum mikrobiologischen Nachweis der fehlbesiedelnden Bakterien. Die Darmspiegelung kann Entzündungen im Bereich des Übergangs Dünndarm-Dickdarm erkennen, die den Ventilmechanismus beeinträchtigen und eine SIBO begünstigen. Und schließlich ermöglicht die Koloskopie, andere erklärende Ursachen wie Darmentzündungen, Engstellen oder übermäßige Schlingenbildung zu erkennen. Radiologische Verfahren wie CT oder MR-Untersuchungen helfen dabei, anderweitige erklärende Ursachen auszuschließen oder durch eine spezielle Dünndarm-MR-Untersuchung (MR nach Sellink) den Dünndarm speziell zu erfassen.

Diagnostik der SIFO

Bei der SIFO verursachen im Gegensatz zur SIBO nicht Bakterien, sondern Pilze die Fehlbesiedlung, doch die Symptome sind klinisch nicht unterscheidbar. Die SIFO-Diagnostik unterscheidet sich daher nicht von der SIBO-Diagnostik, bei der SIFO-Diagnostik wird jedoch ein Stuhltest auf Pilze ergänzt.

Therapie der SIBO

Die SIBO-Therapie verfolgt verschiedene Ziele, die in der ganzheitlichen Therapie mitgedacht werden sollten. Mit den Therapiezielen Behebung der Ursache, Reduktion der Bakterienlast, Unterstützung der Verdauung und der geschädigten Darmbarriere sowie Verhinderung von Rückfällen wollen wir uns im Folgenden beschäftigen. Die Fachleitlinien raten davon ab, eine SIBO auf Verdacht zu behandeln, und empfehlen, die Diagnose mit einem Testverfahren wie dem Atemtest zu sichern. Aufgrund der nicht 100 %igen Sensitivität kann Ihr Arzt aber eine individuelle Einzelfallentscheidung treffen.

Therapieziel bei einer SIBO

- Behebung der Ursache
- Umstellung der Ernährung
- Reduktion der Bakterienlast
- Unterstützung der Verdauung und der geschädigten Darmbarriere
- Verhinderung von Rückfällen

Behebung der Ursache

Bei der SIBO kann durchaus eine erklärende Ursache gefunden werden, in vielen Fällen findet sich eine solche Ursache aber nicht. Sofern eine erklärende Ursache, zum Beispiel eine abnorme postoperative Anatomie, gefunden wurde, steht als Therapieziel die Behandlung der Grunderkrankung im Vordergrund. Ist die Grunderkrankung nicht behandelbar, stehen Ernährungsumstellung in Abwechslung mit einer Antibiotikatherapie im Vordergrund. Da gerade bei der Dauertherapie mit Antibiotika Resistenzen oder sekundäres Therapieversagen problematisch sein können, ist in dieser Situation eine Anbindung an eine Spezialambulanz wichtig.

Grundzüge der SIBO-Therapie

Sofern keine auslösende Grunderkrankung erkennbar ist, stehen bei der SIBO verschiedenste medizinische Standardtherapien zur Verfügung. Zu diesen Therapien zählen spezielle Antibiotika, die zuckerreduzierte Ernährung, die FODMAP-reduzierte Ernährung oder eine Formuladiät (Trinknahrung, die im oberen Dünndarm aufgenommen wird). Darüber hinaus finden sich verschiedenste erweiterte Therapieoptionen, die eingesetzt werden können.

Sofern bei der SIBO Mikronährstoffmängel auftreten, sollten diese zusätzlich ausgeglichen werden. Bei den Mikronährstoffen ist bei einer SIBO insbesondere auf Vitamin B_{12}, Vitamin A, Vitamin D, Vitamin E, Nicotinamid, Thiamin und Eisen zu achten.

Sollten bei einer SIBO die Ursachen nicht behandelt werden können oder unbekannt bleiben, kommt es oft zu SIBO-Rückfällen, die eine wiederholte Behandlung oder sogar eine regelmäßige Behandlung erforderlich machen.

Umstellung der Ernährung – FODMAP-Ernährung

Die FODMAP-Ernährung ist bei der SIBO als Basisernährung anzusehen. Wie die FODMAP-Ernährung abläuft, lesen Sie unter Therapie des Leaky Gut (ab S. 138). Wenn die Umstellung auf eine FODMAP-Ernährung bereits stattgefunden hat, kann – zeitlich befristet, z. B. für vier Wochen – diese um eine sehr strenge Zucker- und Kohlenhydratreduktion erweitert werden. Manchmal wird dieses Vorgehen als »die SIBO aushungern« bezeichnet. Gemeint ist damit, dass die SIBO-Keime ohne Nährstoffe verhungern. Die strenge Zucker- und Kohlenhydratreduktion sollte aber nicht länger als vier Wochen dauern, da hierunter Mangelernährungen auftreten können. Sofern die Zucker- und Kohlenhydratreduktion als hilfreich empfunden wird, kann die Reduktion in einer abgemilderten Strenge langfristig fortgesetzt werden.

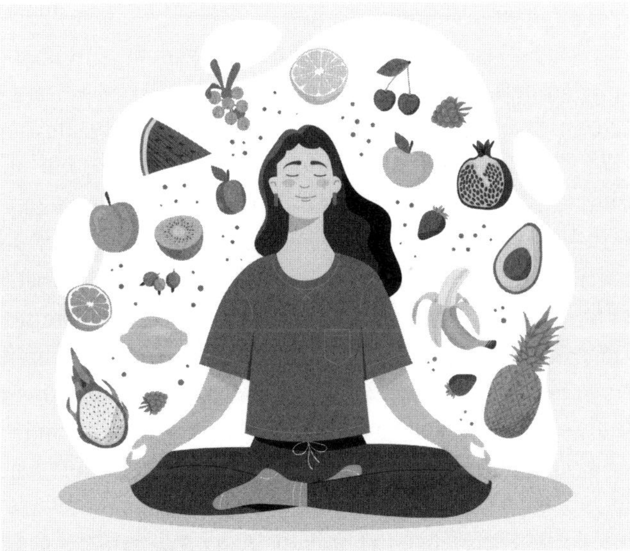

Ernährungsanpassung an FODMAP

Reduktion der Bakterienlast

In der konservativen SIBO-Therapie ist der Einsatz von Antibiotika medizinischer Standard. Hierbei werden verschiedenste Antibiotika eingenommen, auf die Dünndarmkeime ansprechen und deren Spektrum von Breitspektrumantibiotikum bis hin zu speziellen Antibiotika, die für den Einsatz im Dünndarm entwickelt wurden, reichen. Zur letzteren Gruppe gehört das darmselektive Antibiotikum Rifaximin, das nicht vom Körper aufgenommen wird und sich daher als Erstlinientherapie anbietet. In klinischen Studien wird der kurz- und mittelfristige Erfolg von Antibiotikatherapien mit bis zu 90 % angegeben.

Ein erster Zyklus dauert bei Rifaximin, dem am häufigsten eingesetzten Antibiotikum, zehn Tage. Die SIBO-Beschwerden klingen dann meistens innerhalb einer Woche ab. Gerade Durchfall und Bauchschmerzen können durch Rifaximin sehr effektiv kontrolliert werden und die gestörte Fettresorption bessert sich rasch. Neben Rifaximin werden auch Neomycin und Paromomycin so gut wie nicht in den Körper aufgenommen und wirken nur im Darm.

Bei den meisten Betroffenen hält der Therapieeffekt über viele Monate an. Sofern die Grundkrankheit aber nicht gefunden oder nicht behandelt wurde, können die Beschwerden im Verlauf wiederkehren. Dann ist eine erneute Antibiotikatherapie das Vorgehen der Wahl. Ob mit dem gleichen Antibiotikum, mit einem anderen Antibiotikum oder bei rascher Wiederkehr mit dauerhaften Antibiotika behandelt werden muss, sind sehr individuelle Entscheidungen und sollte mit dem behandelnden Gastroenterologen besprochen werden, da es für die dauerhafte Therapie keinen etablierten Therapiestandard gibt. Spätestens bei häufiger oder rascher Wiederkehr der SIBO sollten erweiterte Therapiemaßnahmen wie Ernährungstherapie und antimikrobiell wirkende pflanzliche Therapien in die Behandlung integriert werden.

Ob eine ergänzende Mikrobiomanalytik, unter Zuhilfenahme von modernen Sequenziertechniken, in der Auswahl der geeigneten Antibiotika hilfreich sein könnte, wird in aktuellen klinischen Studien getestet.

Antibiotika, die bei SIBO zum Einsatz kommen	
Rifaximin	(3 x 550 mg/10 Tage oder 2 x 600 mg/10 Tage)
Ciprofloxacin	(2 x 500 mg in Kombination mit Metronidazol 3 x 400 mg/7 Tage)
Doxycyclin	(2 x 100 mg/10 Tage)
Metronidazol	(3 x 250 mg/14 Tage)
Norfloxacin	(1 x 400 mg/10 Tage)
Neomycin	(3 x 1 g/10 Tage)
Tetracyclin	(4 x 250 mg/10 Tage)
Trimethoprim-Sulfamethoxazol	(2 x 160 mg/800 mg/10 Tage)
Paromomycin	(4 x 500 mg/10 Tage)
Levofloxacin	(2 x 500 mg in Kombination mit Metronidazol 3 x 400 mg/10 Tage)
Amoxicillin/Clavulansäure	(2 x 875 mg/125 mg/10 Tage)

Selbst wenn die initiale Antibiotikatherapie dem empfohlenen medizinischen Standard entspricht, spricht nur wenig dagegen, vor einer solchen Therapie einen Versuch mit einer Ernährungsumstellung oder eine Therapie mit einem pflanzlichen antibakteriellen Präparat voranzustellen. Ein solcher Therapieversuch kann 4–6 Wochen unternommen werden. Wenn eine Besserung nicht in Sicht ist, kann immer noch auf den medizinischen Standard der Antibiotikatherapie gewechselt werden.

Unterstützung der Verdauung und der geschädigten Darmbarriere

Bei der SIBO kann ein Enzymmangel eine Begleitursache sein. Ein solcher Mangel führt dazu, dass Nahrungsbestandteile nicht ausreichend in den Körper aufgenommen werden und dadurch den Bakterien im Dünndarm als Substrat nicht zur Verfügung stehen. Ein solcher Enzymmangel ist medizinisch kaum diagnostizierbar, wenn von der schweren Pankreasinsuffizienz mal abgesehen wird. Da bei der SIBO fehlbesiedelnde Bakterien Nährstoffe, vor allem Kohlenhydrate und Zucker, benötigen, um zu wachsen, kann ein Entzug dieser Substrate durch Enzymtherapie und dadurch Förderung der Nährstoffaufnahme Wunder wirken. Aus diesem Grund sollten bei einer SIBO Verdauungsenzyme (Mischpräparat, betont kohlenhydratabbauende Enzyme) auf jeden Fall für vier Wochen konsequent und in hoher Dosierung versucht werden.

Weitere Therapiestrategien zur Unterstützung der Verdauung und der geschädigten Darmbarriere finden Sie unter Therapie des Leaky Gut (ab S. 138).

Verhinderung von Rückfällen – Ernährung

Zur Verbesserung von Verdauungsbeschwerden und zur Verhinderung von Rückfällen sind in der SIBO-Therapie die zuckerreduzierte Ernährung und – sofern nicht ausreichend – die FODMAP-reduzierte Ernährung der Therapiestandard.

Die zuckerreduzierte/kohlenhydratereduzierte Ernährung verringert alle Formen von Zucker, Stärke und Präbiotika. Zu den zu reduzierenden Präbiotika zählen Inulin, Frukto-Oligosaccharide, Galakto-Oligosaccharide und Arabinogalactan.

Die zuckerreduzierte Ernährung kann zeitlich befristet auch um resistente Stärke und lösliche Ballaststoffe erweitert werden. Diese Ernährungsform ist sehr einschneidend und sollte in der SIBO-Therapie in der strengen Form lediglich über 4–6 Wochen durchgeführt werden, und langfristig, sofern gewollt, nur in gelockerter Form erfolgen. Bei der zuckerreduzierten Ernährung ist, wie bei allen Ernährungsumstellungen, die Begleitung durch eine Ernährungsfachkraft empfohlen, um Fehl- und Mangelernährungen zu vermeiden. Das sollten Sie nicht im Alleingang versuchen.

Aus meiner Sicht ist die oben beschriebene kohlenhydratreduzierte Kost zu einschneidend und in der SIBO-Behandlung, abgesehen von schwer zu behandelnden Einzelfällen, nicht zu rechtfertigen. Besser geeignet erscheint eine vereinfachte zuckerreduzierte Ernährung, bei der die süßen Zucker wie Haushaltszucker (Glucose, Saccharose), Fruktose und Zuckeralkohole (Sorbit, Mannit) reduziert werden. Sofern dies nicht ausreicht und die Beschwerden weiterhin anhalten, sollte auf eine FODMAP-reduzierte Ernährung gewechselt werden. Diese folgt den Leitlinien zu einem Reizdarmsyndrom.

Von der zuckerreduzierten Ernährung finden sich inzwischen verschiedenste Variationen, ohne dass diese in klinischen Studien ausreichend evaluiert wurden. Beispiele hierfür sind die spezifische Kohlenhydratdiät (SCD), die biphasische SIBO-Diät (nach Jacobi), die spezifische SIBO-Diät (nach Siebäcker), die Cedars-Sinai-Diät, Paleo-Diäten oder die Darm- und Psychologie-Syndrom-Diät (GAPS). Es spricht nichts dagegen, derartige Diäten zu versuchen, manche kommen mit leckeren Rezeptvorschlägen. Eine generelle Bewertung oder Empfehlung ist in Anbetracht der oftmals minimalen Informationen nicht möglich. Letztendlich sind es individuelle Entscheidungen, die sich auch auf der Ebene des Wohlfühlens bewegen.

In Einzelfällen kann in der Initialphase der SIBO-Behandlung auch eine Fettrestriktion kombiniert mit einer Umstellung auf leichter verdaubare MCT-Fette ergänzt werden. Weitere Informationen zu sinnvollen und angemessenen Ernährungsformen finden Sie ab S. 187.

Verhinderung von Rückfällen – pflanzliche Antibiotika

Es gibt verschiedene pflanzliche Präparate und ätherische Öle, die durch ihre antibiotisch wirksamen Inhaltsstoffe günstige Wirkungen bei einer SIBO entfalten können. Diese sind zwar in klinischen Studien kaum abgesichert, die Wirkungsweise ist aber gut bekannt. Zu diesen Wirkstoffen gehören Allicin aus Knoblauch, Oreganoöl, Berberin aus der Berberitze, Neemöl aus dem Neembaum, Nelkenöl, Granatapfel, Beifuß, Zimt, Bartflechten, Pfefferminz- und Kümmelöl. Nach Expertenmeinungen sind diese pflanzlichen antibiotisch wirksamen Essenzen in der Akuttherapie weniger gut geeignet, in der Rückfallprophylaxe aber als sinnvolle Therapie einsetzbar. Doch wird der alleinige Verzehr von Oregano, Knoblauch oder den weiteren Ausgangspflanzen aufgrund ihres niedrigen Wirkstoffgehaltes eher nicht ausreichen. Erfolgreicher lässt sich eine SIBO mit verschiedensten pflanzlichen Kombinationspräparaten behandeln, die speziell zur Dauermedikation der SIBO entwickelt wurden. In der Praxis finden aktuell sowohl ein Kombinationspräparat aus Berberitze, Granatapfel, Salbei, Lavendel, Thymian, Rosmarin und Oregano als auch ein Kombinationsprodukt aus antimikrobiellen ätherischen Ölen mit Lysozym und einem Probiotikum zunehmend Verwendung. Gerade die Kombination mit Lysozym, einem Enzym, das im Speichel vorkommt und Zellwände von sogenannten grampositiven Bakterien abbaut, erscheint in der SIBO-Therapie neuartig und vielversprechend. Der gezielte Abbau von diesen Zellwänden ist insofern interessant, da es sich bei der SIBO um eine Mischbesiedlung handelt, dabei aber führend Bakterien vom Typ grampositiver Aerobier nachweisbar sind.

Weitere Therapieansätze

Probiotika

Über die SIBO-Therapie mit Probiotika gibt es kontroverse Diskussionen und wissenschaftlich ist hierzu wenig bekannt. Die Meinungen reichen von »bei diesem Krankheitsbild eher nicht« bis zu »kann auch mal versucht werden«. Bekannt ist, dass Lactobazillus-basierte Präparate bei einer SIBO hilfreich sein können und in der Akuttherapie, vergleichbar zu einem Antibiotikum, für 7–14 Tage versucht werden können. Studien zeigen aber, dass in der Akuttherapie Antibiotika den Probiotika überlegen sind. Ob neben der kurzfristigen Therapie eine langfristige Therapie sinnvoll ist, ist nicht gesichert und kann individuell versucht werden. Bei der Anwendung von Probiotika in der SIBO-Therapie sollte stark auf einen spürbaren Effekt geachtet werden. Präparate, die keinen spürbaren Effekt entfalten, sollten nach spätestens vier Wochen abgesetzt werden. Dabei sollte man aufmerksam bleiben, da Probiotikanebenwirkungen zum Probiotikasyndrom führen können, das mit Beschwerden einer SIBO einhergeht. Weiterhin ist bei der Probiotikatherapie zu beachten, dass nicht mehrere Präparate gleichzeitig eingenommen werden sollten, denn das Darmmikrobiom kann durch Mehrfacheinnahmen in ein kritisches Ungleichgewicht geraten.

Prokinetika

Da bei der SIBO unter anderem die Reinigungsfunktion des Dünndarms beeinträchtigt ist, wäre es durchaus sinnvoll, Arzneimittel anzuwenden, die die Muskelkraft und die Motilitätsfunktion des Dünndarms unterstützen. Derartige Arzneimittel werden Prokinetika genannt. In klinischen Studien haben sich diese Therapieversuche leider nicht bewährt, sodass Prokinetika wie Prucaloprid, Metoclopramid und Domperidon in der SIBO-Therapie nicht angewandt werden. Gut gesichert ist hingegen, dass durch ausreichende Nüchternphasen oder durch Stimulation durch das morgendliche Trinken von lauwarmem Wasser mit einem Esslöffel

Apfelessig das natürliche Reinigungsprogramm des Dünndarms angeregt wird und sich dies auf die SIBO vorteilhaft auswirkt.

HCL

Eine Mitursache der SIBO ist, dass der Schutz vor verschluckten Bakterien im Magen nicht funktioniert und daher Bakterien von oben in den Dünndarm gelangen können. Der wesentliche Schutzfaktor im Magen ist die Magensäure. Daher ist es ratsam, auf Medikamente, die die Magensäure reduzieren, zu verzichten. Zu solchen Medikamenten zählen Säureblocker vom Typ Protonenpumpenblocker (PPI) wie Pantoprazol, Omeprazol, Esomeprazol, Rabeprazol und Lansoprazol, Histamin-2-Rezeptorblocker wie Ranitidin und Famotidin und Antazida sowie Alginate.

Sinnvoll ist auch ein Versuch, die Säurebarriere zu stärken, vor allem dann, wenn keine andere Ursache der SIBO als fehlender oder zu schwacher Schutz im Magen als Ursache infrage kommt. Dann ist ein Versuch mit Säurestimulation (z. B. Betain-HCl) ein möglicher Ansatz: vier Wochen ausprobieren und dann – je nach Ansprechen – weiter entscheiden, ist ein empfohlenes Vorgehen.

Enzyme

Zu den potenziellen Mitursachen einer SIBO gehört auch ein Zuviel an Nährstoffen im Dünndarm aufgrund einer zu schwachen Verdauungsleistung. Bei Enzymmangel verbleiben zu viele Nährstoffe im Dünndarm, die Bakterien dazu einladen, sich anzusiedeln. Ein solcher Mangel an Verdauungsenzymen kann nicht getestet werden. In der Akutphase der SIBO ist es daher sinnvoll, zu jeder Mahlzeit ein Enzymmischpräparat einzunehmen, um die Heilung zu beschleunigen. Auch bei milden Beschwerden oder in der dauerhaften Therapie kann es einen Versuch wert sein, probatorisch für vier Wochen mit einem Enzymmischpräparat zu behandeln. Bei Besserung der Beschwerden kann die Therapie individuell fortgesetzt werden. Hier ist Ihr Gespür gefragt.

Weniger bekannte Therapieansätze

Im Zusammenhang mit der SIBO werden zunehmend weitere Therapien vermarktet, deren Stellenwert bei SIBO weniger gut bekannt ist. Zu diesen Therapien zählen hydrolysiertes Guarkernmehl (Optifiber®, OMNi-LOGIC® Fibre) und Methylzellulose (Kijimea Regularis®), die bei Darmträgheit und starker Gasbildung vorteilhaft sind, Biofilmlöser (Interfase®), durch die bakterielle Beläge auf der Darmbarriere gelöst werden können, sowie Gallensäure (Ursofalk®), das bei zu hartem Stuhl aufgrund von Gallensäuremangel eingesetzt werden kann.

Therapie der SIFO

Die Therapie der SIFO unterscheidet sich von der SIBO dahingehend, dass die Ernährungsumstellung nicht FODMAP-reduziert sein muss, sondern dass eine stark zuckerreduzierte und kohlenhydratreduzierte Ernährung im Vordergrund steht. Bei der Zuckerreduktion sollten Sie nicht nur auf Haushaltszucker achten, sondern auch an Fruchtzucker und Sorbit denken. Bezüglich der Kohlenhydratreduktion stehen Stärke- und Getreidereduktion im Vordergrund, eine generelle Low-Carb-Diät ist aber gerade bei hartnäckiger SIFO durchaus einen Versuch wert.

Bei der Medikamentierung sind Antibiotika – wie bei der SIBO – nicht hilfreich, wohingegen Antimykotika wie Nystatin, Amphotericin B oder Konazole eingesetzt werden können. Da ein SIFO-Befall hartnäckig sein kann, ist in Einzelfällen eine verlängerte Therapie oder eine Wiederholung der Therapie angesagt.

Analog zu antibiotischen Botanicals gibt es auch antimykotische Botanicals, die in der Therapie der SIFO bzw. in der Rückfallprophylaxe eingesetzt werden können. Zu den antimykotischen pflanzlichen Präparaten zählen Extrakte oder Öle aus Nelke, Oregano, Thymian, Horopito, Berberin, Bärentraube (*Uva Ursi*), Mahonie (*Oregon Grape*) und Roter Lapacho (*Pau d'Arco*). Vergleichbar zur SIBO-Therapie werden diese Pflanzenöle oder -extrakte einzeln oder in Kombination ca. alle zwei Wochen wechselnd eingesetzt.

IMO – eine SIBO-Sonderform

Bei der IMO (Intestinal Methanogen Overgrowth) verursachen im Gegensatz zur SIBO nicht allgemein Bakterien, sondern Bakterien und Archaeen, Ur-Bakterien, die das Gas Methan bilden können, die Fehlbesiedlung. Die Symptome der IMO sind den Symptomen der SIBO ähnlich, wobei die meisten IMO-Betroffenen in der Hauptsache von Darmträgheit, Verstopfung und Blähungen berichten. Die Diagnostik der IMO unterscheidet sich daher von der SIBO-Diagnostik nur dahingehend, dass es für den Nachweis zwingend einen Fehlbesiedlungsnachweis mit Methanbestimmung braucht.

Streng genommen handelt es sich bei der Methan-SIBO in den meisten, aber nicht allen Fällen, um keine echte SIBO, da das »B« für Bakterien steht, und die führenden Methanbildner, wie *Methanobrevibacter smithii* und *Methanospaera stadtmaniae*, keine Bakterien, sondern Archaeen sind, die früher zu den Bakterien gezählt wurden.

Archaeen haben – vergleichbar zu Bakterien – eine Zellwand, im Gegensatz zu Bakterien aber keinen Zellkern. Aus diesem Grund wird bei der Methan-SIBO inzwischen von Fachleuten von der Intestinalen-Methan-Übersiedlung gesprochen. Dieser Begriff ist aber noch recht neu und noch nicht jedem in der Fachwelt geläufig. Bei den methanproduzierenden Bakterien der Methan-SIBO handelt es sich um Clostridien oder um *Bacteroidetes*, diese sind im Rahmen der Methanbildung aber weitaus weniger bedeutend als die Archaeen.

Die Unterscheidung von Methan-SIBO und IMO ist medizinisch insofern bedeutend, als es sich um völlig unterschiedliche Krankheitsbilder handelt. Die SIBO ist bakteriell, die IMO ist führend nicht bakteriell, die SIBO ist im Dünndarm lokalisiert, die IMO ist im ganzen Darm, führend im Dickdarm, lokalisiert.

Auch beim Beschwerdebild unterscheiden sich SIBO und IMO. Die IMO ist durch Blähungen, Bauchschmerz und Verstopfung gekennzeichnet. Der Blähbauch ist im Vergleich zum SIBO-Blähbauch oftmals länger anhaltend. Weitere Symptome der IMO sind Flatulenz und unklare Gewichtszunahme. Die Darmträgheit und die Verstopfung werden von vielen als weniger bedeutend berichtet, das liegt daran, dass sich der Körper an seltenen und härteren Stuhl gewissermaßen anpasst, wohingegen der Blähbauch und die Darmgase Distensions- (Schmerzen in der Leiste) und krampfartige Schmerzen verursachen. Die Blähbauchentwicklung wird bei IMO gerade durch die Darmträgheit gefördert, weil die Darmgase durch den trägen Darm nicht ausreichend oder ausreichend zeitnah abtransportiert werden. Dieser Zusammenhang ist vielen Betroffenen nicht bekannt, sodass sie zunächst überrascht sind, dass bei Blähbauch mit oder ohne IMO zunächst die Therapie der Darmträgheit in den Vordergrund rückt. Zu Häufigkeiten von Methan-SIBO, IMO und Mischformen aus beiden sind keine bevölkerungsbezogenen Daten bekannt.

Außer Darmträgheit und Verstopfung sind die Ursachen der IMO wenig geläufig. In der Literatur jedoch finden sich verschiedenste Erkrankungen, bei denen eine IMO gehäuft auftritt.

Bei der unbehandelten IMO ergibt sich leicht eine Art Teufelskreis der Verursachung: Durch die Fehlbesiedlung entsteht Methan. Dieses Methan verlangsamt den Darmtransit. Diese Darmträgheit wiederum begünstigt die Ansiedlung und das Wachstum von methanbildenden Archaeen. Damit stellt sich zwangsläufig die Henne-Ei-Frage. Aus wissenschaftlicher Sicht wird eher die Darmträgheit als Verursacher angesehen.

Die unklare Gewichtszunahme ist bei der IMO ein Symptom, welches nicht vollständig geklärt ist und unter Experten unterschiedlich gesehen wird. Medizinisch neigen Menschen mit trägem Darm zu einem eher niedrigen Körpergewicht und einer geringeren Aufnahme von Nährstoffen. Bei manchen Menschen

Mögliche Ursachen einer IMO-Erkrankung	
Verstopfung	habituell
	Kolon elongatum/Dolichokolon
	nach Bauchoperationen
	Endometriose
	Divertikulose
Darmträgheit	habituell
	neurologische Erkrankungen
	Hirntrauma
	Bindegewebserkrankungen
	Essstörungen (Anorexie)
Hormonelle Erkrankungen	Schilddrüsenunterfunktion
	Diabetes
	Östrogenüberschuss
	erhöhte Stresshormone (z. B. Cortisol)
Säuremangel	Gastritis
	Einnahme von Säureblockern (PPI, H2-Rezeptorblocker, Antazida)
Sonstiges	Enzymmangel
	Mangel an Gallensäuren
	Darmentzündungen
	Veränderungen an der Ileo-Coecal-Klappe (IC-Klappe)
	nach Lebensmittelvergiftung
	chronische Infekte
	Schimmelbelastung in der Umgebung
	Medikamente (z. B. Opiate, Antidepressiva, Blutdrucksenker)

kann die IMO zu Gewichtszunahme führen. Dies ist unter anderem dann der Fall, wenn bei einer Methan-SIBO Archaeen vom Typ der obesogenen, dickmachenden Archaeen den Darm besiedeln, die aus noch nicht verwerteten Verdauungsresten kalorienhaltige Energieträger extrahieren können. In diesem Zusammenhang können die Archaeen sogenannten Dickmacherbakterien vom Typ der *Firmicutes* die Verarbeitung von Glykanen ermöglichen. Hierbei entstehen weitere verwertbaren Kalorien, die sich in zusätzlichen Pfunden niederschlagen. Wie groß dieser theoretische Energieeffekt ist, darüber scheiden sich die Geister, und gesichert ist diese Hypothese bislang nicht.

Wie kann eine IMO nachgewiesen werden?

Für einen IMO-Nachweis stehen zwar Atemtests zur Verfügung, die aber eine echte Methan-SIBO oder eine IMO kaum voneinander unterscheiden können. Für den geübten Atemtest-Diagnostiker ergeben sich aber sehr wohl Unterschiede im zeitlichen Verlauf, durch die entweder eine SIBO, Methan-SIBO oder IMO diagnostiziert werden können.

Während für den SIBO-Nachweis der Atemtest mit Glucose besser geeignet ist, ist für den IMO-Nachweis der Laktulose-Atemtest die bessere Wahl. Da aufgrund des sehr ähnlichen Beschwerdebildes zumeist nach beidem gesucht wird, ist die bestmögliche Diagnostik die Kombination von Wasserstoff/Methan und die Durchführung eines Glucose- und Laktulose-Tests. Doch die Grenzwerte für Wasserstoff- und Methananstieg sind unterschiedlich, bei Methan zählt schon ein Anstieg › 10ppm als pathologisch.

Bei der Diagnostik, ob IMO des gesamten Darms, Methan-SIBO oder IMO zutreffend ist, ist der Zeitpunkt des Methananstiegs bedeutend, da sich bei IMO des ganzen Darms die erhöhten Werte von Anfang zeigen, diese bei der Methan-SIBO innerhalb von 90–120 Minuten und bei der IMO erst nach mindestens 90 Minuten auftreten. Vielfach übersehen wird, wie bedeutend die gleichzeitige Erfassung der Beschwerden ist, da die verschiedenen

Anstiege nur Hinweise auf Erkrankungen liefern und erst die gleichzeitigen Beschwerden den Krankheitswert belegen. In diesem Zusammenhang kann auch eine IMO bei niedrigerem Anstieg der Exhalationswerte bestehen. Nur ohne Beschwerden sollte man bei der Testinterpretation sehr vorsichtig sein, da es auch Methanbildner ohne Krankheitswert gibt, wenn auch bei diesen nicht-symptomatischen Methanbildnern die Testwerte schon beim Ausgangswert erhöht sind oder der Testwertanstieg meist unter dem Grenzwert verbleibt.

Bei einer IMO mit sehr frühem Anstieg und raschem Abfall der Werte kann beispielsweise der Magenkeim *Helicobacter* Ursache der Methanbildung und demnach der IMO sein. Behalten Sie als Patientin oder als Patient also diese Zusammenhänge zumindest im Auge und gehen Sie dazu bei der Diagnosestellung unbedingt in den Austausch mit dem behandelnden Arzt.

Aussagekraft eines positiven Testergebnisses

Ein positives Testergebnis im Atemtest besteht aus einem Anstieg der Exhalationswerte in Kombination mit Symptomen. Da es sich bei der IMO um eine Besiedlung des gesamten Darms, führend des Kolon, handelt, sollte neben dem Atemtest ergänzend Material aus dem Dünndarm gewonnen werden, mit mikrobiologischer Anzucht, sowie eine Stuhlmikrobiomuntersuchung mit Nachweis der Archaeen und der weiteren Methanbildner durchgeführt werden. Beachten Sie, dass die Dünndarmdiagnostik nur in spezialisierten Zentren und diese Art der Stuhldiagnostik nur in Expertenhand sinnvoll ist.

Eine Besonderheit der Methan-SIBO ist, dass Methan den Darmtransport verlangsamt und daher zu Darmträgheit und Verstopfung führt. Im Gegensatz dazu besteht bei der klassischen H_2-SIBO zumeist Durchfall oder weicher Stuhl, Verstopfung liegt hingegen nicht vor.

Therapie der IMO

Da die IMO in der überwiegenden Zahl der Fälle mit Verstopfung und Darmträgheit einhergeht, die nach aktueller Auffassung die Hauptursache darstellen, sollte eine Therapie diese Symptome als Erstes behandeln. Die Abklärung erfolgt beim Hausarzt und schließt anatomische Varianten ein, wie z. B. einen zu langen Darm, Knickbildungen, Divertikel oder Engstellen, Verdauungsprobleme wie zu wenig Magensäure, zu wenig Enzymleistung, zu wenig Gallensäuren, Veränderungen der Motilität aufgrund von Nervenleiden, Bindegewebserkrankungen, hormonelle Veränderungen wie Schilddrüsenunterfunktion oder Östrogen-Überschuss, habituell oder durch Medikamente, die den Darmtransit verlangsamen. Sie sehen, die Ursachen sind vielfältig, am besten sucht der Hausarzt mit Ihnen gemeinsam.

Ursachensuche

Eintrittspforte der Bakterien

Neben der Ursachensuche zu Darmträgheit und Verstopfung ist es sinnvoll, sich auch auf die Suche bezüglich der Eintrittspforten der Mikroben zu begeben.

Klar ist: Von oben kommen die Mikroben durch den Magen. Zu wenig Magensäure aufgrund einer verminderten Säureproduktion, bei z. B. einer Gastritis oder bei einer Säureblockade durch Medikamente wie Säureblocker, Antazida oder Histamin-2-Rezeptorblocker, können eine SIBO oder IMO begünstigen, da Mikroben ungehindert in den Darm gelangen können. Deshalb sollte unbedingt eine Magenspiegelung durchgeführt werden, um eine Gastritis auszuschließen oder diese zu diagnostizieren. Dabei kann in Gewebeproben auch der Magenkeim *Helicobachter pylori* gesucht werden, der zu den Methanbildnern gehört und Ursache einer IMO sein kann. Von unten wiederum gelangen Mikroben in den Dünndarm, wenn die Schutzklappe zwischen Dünn- und Dickdarm (IC-Klappe) geschädigt ist. Ein Schädigungsgrund können

Entzündungen sein, was mit einer Darmspiegelung ausgeschlossen werden kann. Es empfiehlt sich also, zur Absicherung der Diagnose sowohl eine Magenspiegelung als auch eine Darmspiegelung durchführen zu lassen.

Fehlende Reinigung

Die migrierenden Motorkomplexe (MMCs), das »Reinigungsprogramm« für den Darm, wurde an anderer Stelle schon besprochen (s. S. 12). Eine Beeinträchtigung dieses Reinigungsprogramms durch Erkrankungen, Medikamente oder ungeeignetes Essverhalten begünstigt SIBO sowie IMO und sollte, sofern möglich, identifiziert und korrigiert werden.

Ein kurzer Blick auf die Ernährung

Sie wissen inzwischen, dass die bakterielle Fermentation im Darm bei SIBO und Methan-SIBO gesteigert ist. Die entstehenden Gase sind im Wesentlichen H_2, CH_4, Kohlendioxid (CO_2) und Schwefelwasserstoff (H_2S). Bei der IMO ist zusätzlich die Methanbildung auffallend. Methan kann in Archaeen und Bakterien aber nur gebildet werden, wenn das Gas Wasserstoff, H_2, vorhanden ist, das bei jedem im Darm von Bakterien gebildet wird. Aus diesem Grund ist sowohl bei der klassischen SIBO als auch bei der IMO eine kohlenhydratreduzierte, FODMAP-arme Ernährung hilfreich, denn unter der FODMAP-Ernährung entsteht weniger Wasserstoff, das wiederum als Substrat für die Methanbildung dient. Früher bestand die Annahme, dass bei einer IMO immer eine begleitende SIBO vorliegen muss, da Archaeen zur Produktion von Methan Wasserstoff benötigen. Heutzutage wissen wir, dass schon normale Mengen Wasserstoff ausreichen, um Methan im Übermaß zu bilden, sodass eine IMO ohne SIBO bestehen kann. Dies trifft tatsächlich häufig zu. Aus medizinischer Sicht handelt es sich jedoch um zwei völlig verschiedene Krankheitsbilder, bei denen zwar Blähungen und Bauchschmerzen auftreten, bei der SIBO besteht allerdings meistens eine Diarrhö, bei der IMO eine Verstopfung.

Manche Quellen raten, tierische Fette und rotes Fleisch zu meiden, da beides die Aufnahme von Lipopolysacchariden (LPS) fördert. Dieses LPS wiederum begünstigt Entzündungen an der Darmbarriere, die dann Entzündungsvorgänge in den ganzen Körper tragen können. Dass eine Reduktion von tierischem Fett und rotem Fleisch bei IMO günstig ist, ist nicht belegt, im Sinne einer Leaky-Gut-Prophylaxe aber sicherlich empfehlenswert. Weichen Sie auf andere Proteinquellen aus wie Geflügel und Fisch. Hülsenfrüchte als Proteinquelle sind aufgrund ihres FODMAP-Gehalts zumindest in akuten Krankheitsphasen bestenfalls sehr vorsichtig zu genießen, bei besserer Beschwerdekontrolle kann später die eigene Verträglichkeit identifiziert werden.

Als hilfreich werden bei IMO polyphenol- und isoflavonreiche Lebensmittel empfunden. Ich persönlich empfehle gerne grünen Tee und Sojaprodukte wie Sojamilch aus Sojaprotein, festen Tofu, Tempeh, Tamari-Sauce und Miso – aber das probieren Sie am besten selbst aus.

Wenn der Geruch der Flatulenzen ein Problem ist, dann sind Gär- und Faulgase die Ursache, da könnte der Schwefelgehalt der Ernährung ein Problem sein. Nach aktuellem Stand der Forschung lässt sich der Geruch nur durch eine passende Lebensmittelauswahl beeinflussen.

Gelegentlich finden sich Berichte, dass die IMO durch eine strenge Elementardiät ausgehungert werden könnte, da bei einer Elementardiät alle Nährstoffe im Dünndarm resorbiert werden und im Dickdarm nichts ankommt. Durch Studien ist dies nicht abgesichert, und aufgrund der hohen Belastung durch eine Elementardiät wird dies medizinisch nicht empfohlen. Aus meiner Sicht bleibt beim Konzept der Elementardiät unberücksichtigt, dass diese den Dickdarmtransit zusätzlich verlangsamt und dadurch die IMO eher fördert, als sie zu beseitigen. Ich persönlich rate dazu, die Elementardiät eher zu meiden und bei einer IMO eine FODMAP-Diät mit zusätzlichen, wasserlöslichen Ballaststoffen zu kombinieren.

Präbiotika

Bei der IMO ist es besonders wichtig, die FODMAP-Diät durch wasserlösliche Ballaststoffe zu erweitern. Diese Ballaststoffe wirken der Darmträgheit entgegen und fördern eine eubiotische Darmflora. Damit sind die Ballaststoffe bei der IMO zweifach nützlich.

Bei der Einnahme von präbiotischen Ballaststoffen sollte darauf geachtet werden, dass die Einnahme jeden Tag mindestens am Morgen, besser morgens und abends erfolgt. Wenn eine Einnahme vergessen wurde, ist es nicht so schlimm, ihrem Darm geht es aber am besten, wenn sie auf die regelmäßige Einnahme achten.

Wasserlösliche Ballaststoffe können entweder als Flohsamenschalen, Weizenkleie, Leinsamen, Haferflocken, hydrolysiertes Guarkernmehl, Methylzellulose und Akazienfasern aufgenommen werden oder mit Beeren, Nüssen, braunem Reis und Quinoa in der Nahrung ergänzt werden. Aus Gründen der Abwechslung bietet es sich an, mehrere dieser Quellen zu nutzen und zu kombinieren. Bei den Samen ist darauf zu achten, dass diese mindestens geschrotet sind, da die Ballaststoffe ansonsten nicht freiliegen und die Samen unverändert und nutzlos in der Toilette erscheinen.

Antibiotika

IMO-Mikroben sprechen in der Therapie vorrangig auf Antibiotika wie Bacitracin, Metronidazol, Ornidazol und Squalamin gut an. Sofern eine gesicherte IMO vorliegt, sollte immer erst eine Abklärung von Darmträgheit, Obstipation und verzögerter Magenentleerung erfolgen. Die Studienlage zur IMO-Behandlung belegt, dass sich die IMO-Verstopfung nach Behandlung mit nicht resorbierbaren Antibiotika wie Neomycin oder Rifaximin deutlich spürbar bessern kann. Therapeutisch am besten schneidet die Kombination beider Wirkstoffe ab.

Die antibiotische Therapie einer IMO sollte durch einen Experten erfolgen und auf aktuelle Verfügbarkeiten der Wirkstoffe Rücksicht nehmen, ein gelegentlicher Wechsel der Wirkstoffe kann durchaus in Erwägung gezogen werden.

Selbst wenn in der Literatur für verschiedene Antibiotikakombinationen hohe Wirksamkeitsraten angegeben werden, sind diese bei SIFO nicht die erste Wahl und werden erst eingesetzt, wenn Behandlung der Darmträgheit, Ernährungsumstellung und pflanzliche Antimikrobielle Präparate nicht ausreichend wirksam waren.

Pflanzliche Wirkstoffe

Wie bei der SIBO-Therapie ergeben auch bei der IMO-Therapie Pflanzenöle mit antimikrobieller Wirksamkeit Sinn. Da keines der Pflanzenöle gegen alle Mikroben wirksam ist – das ist bei Antibiotika ja auch nicht so –, können Pflanzenöle in Kombinationen von zumindest zwei Ölen eingesetzt werden. Zusätzlich ist es sinnvoll, um Resistenzen zu vermeiden, die Pflanzenöle alle zwei Wochen zu wechseln und neu zu kombinieren.

Bei IMO werden am liebsten Allicin, Oreganoöl und Neemöl genommen, die weiteren bei SIBO eingesetzten Öle können aber in der rotierenden Therapie auch eingesetzt werden.

Einnahme von Probiotika

Unklar ist der Stellenwert von Probiotika in der IMO-Behandlung. Da es sich bei der IMO um eine Dysbioseerkrankung handelt, sind Präbiotika, wie weiter oben beschrieben, fraglos hilfreich. Für Probiotika gibt es keine klinische Evidenz und keine klinischen Studien. Das bedeutet nicht, dass Probiotika nicht helfen, sondern lediglich, dass wir es nicht wissen. Ich denke, Probiotika können eingenommen werden, wenn die anderen Maßnahmen nicht ausreichend geholfen haben. Versucht werden können vorrangig probiotische Joghurts, klassische Dysbiose-Produkte, die mit den Kürzeln »AAD« oder »AID« gekennzeichnet sind, und klassische Verstopfungs-Probiotika wie *Bifidobacterium infantis* und *Lactobazillus reuteri.* Am besten ist es, das Probiotikum vier Wochen einzusetzen und danach zu entscheiden, ob es geholfen hat oder nicht. Falls nach vier Wochen kein Effekt spürbar ist, können Sie die Einnahme auch wieder stoppen.

Gift- und toxinbindende Maßnahmen

Bei Darmträgheit entstehen im Verlauf der Darmpassage vermehrt Giftstoffe, die zu langsam ausgeschieden werden. Wenn dies ein Problem ist, dann sollten die abführenden Maßnahmen intensiviert werden. Dies trifft allerdings hauptsächlich auf SIBO zu. Giftstoff- und toxinbindende Präparate sind bei IMO weniger gut geeignet, da diese den ohnehin schon langsamen Transit noch weiter verlangsamen und damit das zugrunde liegende Problem verschlimmern.

Darmträgheit und Verstopfung

Da die IMO mit Darmträgheit und Verstopfung einhergeht, sollte eine klassische Therapie der Darmträgheit erfolgen. Demnach sind Basismaßnahmen eine konsequente und tägliche Supplementierung von wasserlöslichen Ballaststoffen. Sollten dennoch keine ausreichende Stuhlgangsfrequenz von mindestens einmal täglich, keine ausreichende Stuhltextur von mindestens normalweich sowie keine ausreichend reguläre Entleerung ohne zu pressen möglich sein, muss der Hausarzt aufgesucht werden. Dieser kann dann zu abführenden Medikamenten (Laxantien) und darmantreibenden Maßnahmen (Prokinetika) beraten. Im Bereich der Laxantien und Prokinetika gibt es verschiedenste Wirkmechanismen der Arzneistoffe, die einzeln oder in Kombination gegeben werden können. Wichtig ist für das Verständnis: Ohne trägheitsregulierende Maßnahmen kann eine IMO nicht ausreichend behandelt werden.

Als geeigneter Einstieg in die Therapie der Darmträgheit kann mit Magnesiumsulfat oder Magnesiumcitrat (300–900 mg/Tag), mit Vitamin C (1 g/Tag), mit hydrolysiertem Guarkernmehl (1–3 x/Tag), Methylzellulose (2–3x/Tag), Abführtee, Leinsamen, Ballaststoffen oder mit Obst (2 Kiwis/Tag), Dörrobst (Trockenpflaume, Trockenaprikose) oder Obstextrakten (Papaya, Kiwi) versucht werden, eine Beschleunigung zu erreichen. Spätestens wenn dies nicht gelingt, ist bei Arzt oder Apotheker eine Beratung zu geeigneten Abführmedikamenten empfohlen. Zu Ihrer Beruhi-

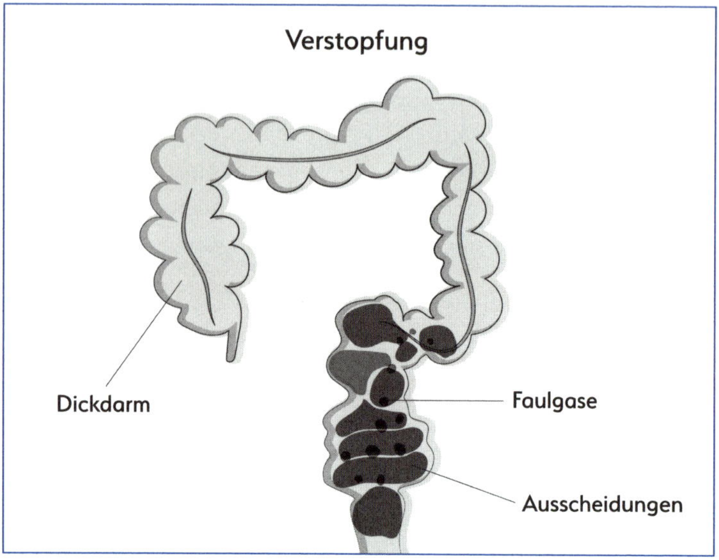

Darmträgheit sollte als Erstes behandelt werden.

gung: Die genannten Hilfsmittel führen zu keinem Gewöhnungseffekt.

Ein häufiger Denkfehler passiert bei abführenden Maßnahmen, nämlich die Sorge, dass abführende Medikamente schädlich seien oder den Darm abhängig machen. Medizinisch ist das nicht der Fall. Medizinisch kann hier nur gesagt werden, dass eine Darmträgheit, ebenso wie erhöhter Blutdruck oder die Zuckerkrankheit, eben dauerhaft mit Medikamenten behandelt werden sollte. Das kann man so akzeptieren oder auch nicht, je nachdem, wie stark der Wunsch ausgeprägt ist, Beschwerden zu lindern und Gesundheit zu erhalten.

Gallensäuren/HCL/Enzyme

Bei den Ursachen einer IMO sind Mangel an Gallensäuren, Mangel an Verdauungsenzymen und Mangel an Magensäure potenzielle Ursachen. Obwohl wenig darüber bekannt ist, ist ein Versuch mit Gallensäuren (z.B. Ochsengalle oder Ursodeoxycholsäure) und ein Versuch mit Säurestimulation (z.B. Betain-HCl) einen Versuch wert. Vier Wochen ausprobieren und dann, je nach Reaktion des Körpers, weiter zu entscheiden, halte ich für ein pragmatisches Vorgehen.

Etwas anders gestaltet sich die Sichtweise auf einen begleitenden Enzymmangel. Ein solcher ist medizinisch kaum diagnostizierbar, wenn von der schweren Pankreasinsuffizienz mal abgesehen wird (s. S. 67). Da bei der IMO fehlbesiedelnde Mikroben Nährstoffe benötigen, um zu wachsen, kann ein Entzug dieser Nährstoffe durch Enzymtherapie und dadurch Förderung der Nährstoffaufnahme Wunder wirken. Aus diesem Grund sollten bei einer IMO Verdauungsenzyme (Mischpräparat) auf jeden Fall für vier Wochen in hoher Dosierung und konsequent eingenommen werden.

Lipidsenker

Etwas überraschend ist, dass eine Therapie mit Lipidsenkern vom Typ der Statine eine IMO bessern kann. Hintergrund ist, dass Lipidsenker vom Typ der Statine die Biosynthese der Zellwände von methanbildenden Archaeen, nicht aber von Bakterien und anderen Mikroben hemmen. Dadurch kommt es unter Statinthe-rrapie zu weniger Archaeenwachstum und in Folge zu weniger Methanbildung. Dies ist ein in kleinen Studien gut abgesicherter Effekt. Da es sich um keine ursächliche und keine definitive Therapie handelt, kann der kurzfristige Therapieerfolg unterstützt werden, über die Dauer des Effekts ist aber noch kein Wissen vorhanden.

Neben den nun benannten speziellen IMO-Maßnahmen können bei Restbeschwerden klassische SIBO-Maßnahmen angewendet werden.

IMO-Therapie auf einen Blick

Ernährungsumstellung

- FODMAP-Diät
- + wasserlösliche Ballaststoffe
- (Elementardiät)

Eradikation (Auslöschung des Krankheitskeims)

- Antibiotika
- pflanzliche antimikrobielle Öle

Mikrobiom-Unterstützung

- Präbiotika (wasserlösliche Ballaststoffe)
- Probiotika (Breitspektrum)

Verdauungsunterstützung

- Laxantien
- Prokinetika
- Enzyme
- Gallensäuren
- Betain-HCl

Weitere Faktoren, die zu Leaky-Gut oder SIBO führen können

Aktuell wird das Krankheitsbild Leaky Gut in der Medizinerwelt hartnäckig abgelehnt, da der Begriff zumeist von Laboren und nicht-medizinischen Heilkünstlern verwendet und dabei sehr oft mit reichlich Voodoo und Folklore sowie von vielen maßlos übertriebenen Aussagen und Versprechungen befeuert wird. Davon möchte sich die Fachwelt – zu Recht – klar abgrenzen. Die eigentliche medizinisch korrekte Verwendung des Begriffs Leaky Gut im Sinne von Durchlässigkeitsstörung geht in diesem Getöse leider unter. Das ändert jedoch nichts daran, dass diese Krankheit etliche Erscheinungsbilder hat, deren Ursachen aufgespürt werden sollten.

Zu den hauptsächlichen Ursachen, die zu einem Leaky Gut führen, haben Sie nun schon viel gelesen. Doch gibt es weitere Gründe, die zu diesem Krankheitsbild führen.

Genetische Dispositionen

Ursächlich führen eine genetische Veranlagung in Kombination mit zahlreichen Co-Faktoren wie Ernährung, Stress, Medikamenteneinnahme, Umweltbelastung, Mikroentzündungen der Darmbarriere, Veränderungen von Motorik und Schleimproduktion zum Krankheitsbild. Alle diese Faktoren verursachen Veränderungen an der Darmbarriere. Gesichert sind erhöhte Durchlässigkeit, Mikroentzündungen, Veränderungen der Mikrobiota, Funktionsstörungen der Barrierefunktion und eine verminderte Bildung von Tight Junctions, die die Darmbarriere abdichten. Dem aktuellen wissenschaftlichen Verständnis folgend ist zum Beispiel das Reizdarmsyndrom eine Unterform des Leaky Gut, vermutlich die häufigste Unterform.

Das Reizdarmsyndrom

Ungefähr 15 % der Bevölkerung sind vom Reizdarmsyndrom betroffen. Aufgrund der verschiedenen Auslöser finden sich beim Reizdarmsyndrom variable und individuell sehr unterschiedliche Symptomenbilder.

Die Zusammenhänge zwischen erhöhter Darmwanddurchlässigkeit und Symptomen, wie die beim Reizdarm auftretenden Bauchschmerzen, sind wissenschaftlich exzellent belegt und werden sowohl durch lokale Mechanismen direkt im Darm sowie durch die von der Darm-Hirn-Achse vermittelten zentralen Mechanismen reguliert. Dieses gesicherte Wissen rechtfertigt nicht, Betroffenen durch unsinnige Stuhltests, nutzlose Nahrungsmittel-Laboranalysen und computergenerierte Präparatvorschläge falsche Hoffnungen zu machen. Aktuell sehr spannend ist, dass beim Reizdarm durch dauerhafte Überstimulation des Immunsystems in der Darmwand zahlreiche Botenstoffe freigesetzt werden, welche die Durchlässigkeit des Darms noch weiter steigern. Ein einmal entstandener Reizdarm verfestigt sich demnach selbst. Gerade an diesen Punkten setzt die aktuelle Forschung an, denn hier könnte der Reizdarm ursächlich behandelt werden. Zu diesen Leaky-Gut-fördernden Botenstoffen zählen aus Mastzellen freigesetzte Proteasen, Tryptasen, Prostaglandine und Histamin. Allesamt Botenstoffe, die für sich allein für reichlich Unruhe sorgen, die aber durch Heilerde und Zeolith gebunden werden können.

Reizdarmspektrum

Das Krankheitsbild des Reizdarmsyndroms geht von der Vorstellung aus, dass eine oder mehrere Ursachen ein Krankheitsbild, genauer gesagt, ein sehr vielfältiges Symptom- und Beschwerdebild verursachen. Es gibt aber wissenschaftlich keine genaue Erklärung dieses Syndroms und keinen Test, der das Krankheitsbild nachweisen kann. Die wissenschaftlichen Konzepte zu Mikrobiom, Ernährung und Darm-Hirn-Achse helfen uns, das

Krankheitsbild zu erfassen, in die Definition gehen all diese Punkte nicht ein. Die Vielzahl der assoziierten Funktionsstörungen und der überlappenden Erkrankungen lassen die Grenzen unscharf, teilweise sogar unkenntlich werden. Allen Ursachen gemeinsam sind die zentrale Stellung der Darmbarriere und die Störung der Durchlässigkeit.
Medizinisch ist es schon lange überfällig, sich von dem Begriff Reizdarmsyndrom zu verabschieden, da dieser Begriff suggeriert, es handle sich um ein einzelnes, klar definiertes Krankheitsbild. Vielmehr sollten wir das Reizdarmsyndrom als das bezeichnen, was es wirklich ist: ein Spektrum von Beschwerden und Auslösern, aber keine einheitliche Erkrankung. Demnach wäre der korrekte Begriff Reizdarmspektrum. Ein Spektrum von Ursachen, das ein Spektrum von Beschwerden verursacht, bei dem ein Spektrum von Maßnahmen hilfreich sein kann.

Beim Reizdarm kommt es zu verschiedenen Symptomen und zu unterschiedlichsten Verdauungsstörungen. Führend sind Bauchschmerzen in Kombination mit Blähbauch und Stuhltexturveränderungen (zu weich, zu hart, wechselnd). Die Veränderungen an der Darmwand führen zusätzlich zu einer reduzierten Produktion von Verdauungsenzymen (Laktase sowie Enzyme der Kohlenhydrat-, Eiweiß- und Fettverdauung) und einer reduzierten Produktion von günstigen Signalstoffen (Serotonin). Diese Sekundärphänomene machen das Symptomenbild manchmal schwer zu durchschauen und schwer zu behandeln.

Die Diagnose des Reizdarmsyndroms wird beim Hausarzt anhand klinischer Diagnostikkriterien und Ausschluss von anderen potenziell erklärenden Erkrankungen gestellt. Bei dieser Diagnostik kommen Laboruntersuchungen, Ultraschall vom Bauch und endoskopische Untersuchungen von Magen und Darm zum Einsatz. Labor- und Stuhluntersuchungen, die einen Reizdarm belegen, gibt es nicht.

Zöliakie

Bei der Zöliakie handelt es sich um eine Autoimmunerkrankung, bei der der Getreideklebstoff Gluten eine Immunreaktion bewirkt, die unter anderem eine Dünndarmentzündung mit Aufbrechen der Dünndarmbarriere und Verkleinerung der Dünndarmzotten verursacht. In schweren Fällen können die Dünndarmzotten vollständig zerstört werden. Das auslösende Gluten ist ein Bestandteil der meisten Getreidesorten.

Die Symptome der Zöliakie entsprechen unspezifischen Symptomen aus dem Reizdarmspektrum wie weicher Stuhl, Durchfall, Blähungen und Bauchschmerzen. In schweren Fällen kommen Gewichtsverlust, Müdigkeit, Appetitlosigkeit und bei Kindern eine verlangsamte körperliche Entwicklung hinzu. Aufgrund des begleitenden Leaky Gut bestehen Aufnahmestörungen für Nährstoffe, Vitamine, Spurenelemente und Eisen, die wiederum mit Folgekrankheiten, wie einem Mangel an roten Blutkörperchen (Anämie) einhergehen.

Da bei der Zöliakie auch milde Verlaufsformen mit kaum spürbaren Symptomen vorkommen, sollte bei einem Leaky Gut immer an eine Zöliakie gedacht werden und ein Ausschluss dieser Erkrankung erfolgen. Die Erkrankung kann durch eine Blutuntersuchung beim Hausarzt anhand der Autoantikörper gegen Gluten erkannt werden. Sofern die Antikörper positiv sind, erfolgt durch eine Magenspiegelung mit Gewebeproben aus dem Zwölffingerdarm die definitive Bestätigung. Wichtig ist, dass vor der Labordiagnostik über mindestens drei Monate täglich glutenhaltige Lebensmittel gegessen werden, da die Laboruntersuchungen sonst falsch negativ ausfallen können. Von einer Zöliakie sind 0,5–1 % der Bevölkerung betroffen.

Die Behandlung einer gesicherten Zöliakie besteht aus einer lebenslangen streng glutenfreien Ernährung. Bei schweren Erkrankungen ist in der Anfangsphase ein Ausgleich von Vitamin-, Spurenelement- und Nährstoffmängeln erforderlich. Da Zöliakie langfristig Osteoporose begünstigt, müssen Sie auf die Versorgung von Calcium und Vitamin D achten.

Allergien, Intoleranzen, Unverträglichkeiten

In Zusammenhang mit Beschwerden, die durch Lebensmittel ausgelöst werden, werden die Begriffe Allergien, Intoleranzen und Unverträglichkeiten vielfach leider sehr undifferenziert verwendet. Medizinisch handelt es sich um unterschiedliche Erkrankungen.

Lebensmittelallergien entstehen durch eine Immunreaktion unseres Körpers. Bei dieser Immunreaktion werden Antikörper vom Typ IgE gegen Lebensmittel gebildet. Derartige allergische Reaktionen können milde Symptome, aber auch schwere und lebensbedrohliche Krankheitsbilder bewirken. Milde Lebensmittelallergien können auf die Schleimhäute des Gastrointestinaltraktes beschränkt sein und sind dann nur sehr schwer nachweisbar. Systemische allergische Reaktionen äußern sich mit Symptomen im ganzen Körper.

Typische Symptome von Lebensmittelallergien sind Hautjucken, Quaddeln, Rötungen, Ausschläge, Atemprobleme, Kreislaufreaktionen, Schwindel, laufende Nase, Niesreiz, Husten, Augenrötungen, Kopfschmerzen. Verdauungsprobleme stehen bei Allergien weniger im Vordergrund. Beispiele für Lebensmittelallergien sind verschiedene Nussallergien sowie Allergien gegenüber Eiern, Milch und Soja. Diese häufigen Allergieauslöser müssen daher auf Lebensmitteln deklariert werden. Die häufigsten Auslöser von lebensbedrohlichen Allergien sind Erdnuss, Haselnuss, Sellerie, Fisch und Shrimps. Bei diesen Allergien sind demnach extreme Vorsicht und das Führen eines Notfallsets angesagt. Charakteristisch für Allergien ist, dass Beschwerden immer nach den auslösenden Lebensmitteln auftreten. Wenn Beschwerden nach den gleichen Lebensmitteln an manchen Tagen auftreten und an anderen Tagen nicht, ist eine Allergie nahezu ausgeschlossen.

Checkliste – Allergiediagnose in vier Stufen

- Verdacht: Ernährungs-Symptom-Tagebuch
- Verdachtserhärtung: IgE-Antikörper im Labor
- Verdachtsbestätigung: Haut-Prick-Testung
- Abschließender Beweis: Ernährungsumstellung mit Beschwerdelinderung

Eine medizinisch sinnvolle Allergiediagnostik erfolgt in vier Stufen. Zunächst erfolgt die Auslösersuche mit einem Ernährungs-Symptom-Tagebuch. Ein Verdacht wird dann durch IgE-Antikörper im Blut, für diese Verdachtslebensmittel, erhärtet und abschließend durch eine Hauttestung bestätigt. Erst die erfolgreiche Beschwerdeelimination durch Ernährungsumstellung ist dann der Beweis für die Allergie. Da es neben antikörpervermittelten Allergien vom Typ IgE auch zellvermittelte Lebensmittelallergien gibt (Beispiele: Milch, Soja, Weizen), für die es keine Labortests gibt, ist eine reine Labortestung, ohne Beratung durch einen Allergologen und ohne die anderen Schritte, nicht hilfreich.

Gesicherte Nahrungsmittelallergien können – da sie dauerhafte Erkrankungen sind – auch nur dauerhaft durch Weglassen der allergieauslösenden Lebensmittel behandelt werden. In manchen Fällen können Allergiemedikamente wie Antihistaminika und in sehr schweren Fällen auch ein Notfallset aus Kortison und Adrenalin notwendig sein.

Schädigungen der Darmbarriere, wie beispielsweise Schädigungen der Schleimschicht und eine damit verbundene höhere Durchlässigkeit, lassen das Risiko, Lebensmittelallergien mit stärkeren Symptomen zu entwickeln, ansteigen, weil die potenziellen Allergene leichter in die Darmwand gelangen können und eine Abwehrreaktion triggern. Bei Leaky Gut ist eine Allergiediagnostik nur sinnvoll, wenn allergieartige Symptome bestehen, ohne solche Symptome ist eine Allergiediagnostik nicht erforderlich.

Allergie versus Intoleranz

Von Lebensmittelallergien abzugrenzen sind Lebensmittelintoleranzen. Bei Intoleranzen handelt es sich nicht um eine allergische Immunreaktionen, sondern um Störungen von Körperfunktionen. Häufige Lebensmittelintoleranzen sind die Laktoseintoleranz, bei der das laktoseabbauende Enzym Laktase nicht oder nicht ausreichend gebildet wird, die intestinale Fruktoseintoleranz, bei der das Transportprotein für Fruktose nicht ausreichend funktioniert, und die Sorbitintoleranz, bei der die Aufnahme von Sorbit in den Körper gestört ist.

Lebensmittelintoleranzen können primär und sekundär auftreten. Primäre Lebensmittelintoleranzen sind dauerhafte Erkrankungen, deren Beschwerden durchgängig oder auch nur zeitweilig auftreten können und bei denen der Zusammenhang von Aufnahme und Symptomentstehung nicht immer klar erkennbar ist. Bei den primären Intoleranzen sind die fehlende Enzymfunktion oder die fehlenden Transportproteine genetisch determiniert. Davon abzugrenzen sind die sekundären Verlaufsformen dieser Erkrankungen. Sekundäre Intoleranzen treten beispielsweise auf, wenn die Darmschleimhaut durch eine Entzündung geschädigt ist und aus diesem Grund Enzyme oder Transportproteine nicht gebildet werden können. Solche sekundären Intoleranzen normalisieren sich wieder, wenn der Darmschleimhautschaden beendet ist.

Ein Blick auf sekundäre Intoleranzen

Sekundäre Intoleranzen sind üblicherweise vorübergehend. Das hat folgenden Grund: Eine Entzündung der Darmschleimhaut und damit der Darmbarriere kann dazu führen, dass die Zellen der Darmschleimhaut vorübergehend weniger des milchzuckerabbauenden Enzyms Laktase bilden. Verzehrter Milchzucker wird dann schlechter verwertet, denn das abbauende Enzym fehlt. Dies verursacht Symptome der Laktoseintoleranz. Wenn die Darmschleimhautentzündung ausheilt, kann wieder ausreichend Laktase gebildet werden und Milchprodukte werden dann wieder gut toleriert. Sekundäre Intoleranzen bessern sich daher, wenn die ursächliche Darmentzündung ausheilt.

MERKE: Primäre Intoleranz = dauerhaft – sekundäre Intoleranz = potenziell vorübergehend.

Lebensmittelintoleranzen wie Laktose-, Fruktose- und Sorbitintoleranzen können medizinisch durch Atemtests oder durch angeleitete Belastungstests sehr gut diagnostiziert werden. Die Therapie einer Lebensmittelintoleranz besteht dann in einer Auslassdiät, zumindest solange die Intoleranzen bestehen. Zur Anleitung und Kontrolle der Ernährung ist es empfohlen, eine Ernährungsfachkraft aufzusuchen. Die meisten größeren Krankenkassen bieten solche Ernährungsberatungen inzwischen eigenständig an.

Lebensmittelunverträglichkeiten

Damit bleibt als Drittes noch der Begriff der Lebensmittelunverträglichkeit. Die Lebensmittelunverträglichkeit geht über den Begriff der Lebensmittelintoleranz hinaus und umfasst neben den bekannten und mit Tests nachweisbaren Lebensmittelintoleranzen auch weitere Verdauungsstörungen, bei denen der Körper Verwertungsprobleme bei Nahrungsmitteln hat. Während bei den Lebensmittelintoleranzen die Fehlfunktion bekannt ist und in den meisten Fällen auch getestet werden kann, ist bei vielen weiteren Unverträglichkeiten nicht vollständig geklärt, weshalb diese Probleme entstehen. Manche der Unverträglichkeiten können ausschließlich über ein Ernährungs-Symptom-Tagebuch herausgefunden werden. Die nachfolgende Tabelle kann bei Ihrer Suche helfen.

Beispielseite für ein Ernährungs-Symptom-Tagebuch (zum Kopieren und Vervielfältigen)

Datum: ____________________ **Ernährungs-Symptom-Tagebuch**

Uhrzeit	Nahrungsmittel, Getränke und Naschereien inkl. Menge, Zubereitung (roh, gedünstet, gekocht, gebraten, aufgewärmt, geschält), Gewürze und bei Fertigprodukten die Zutaten. Medikamente, Vitaminpräparate, Nahrungsergänzungsmittel, Probiotika	Stuhlgang und Beschwerden Welche, wann, Dauer, Schweregrad von 0 (keine) – 10 (sehr stark)	

Lebensmittel, die Beschwerden verursachen		
Lebensmittel	Beschwerden	Stuhlgangveränderung

Sonstiges: Aktivitäten, Sport, Stress, Tierkontakt, Rauchen, sonstige Belastungen

Lebensmittelintoleranzen

Nahrungsmittelintoleranzen kommen immer häufiger vor. Dies liegt zum einen an der Erforschung auch von seltenen Intoleranzen, aber auch an Änderungen der Ernährungsgewohnheiten und erhöhter Aufmerksamkeit gegenüber Lebensmitteln und Beschwerden. In Deutschland sind 15 % der erwachsenen Bevölkerung von einer Laktoseintoleranz und 30–50 % zumindest zeitweise von einer Fruktoseintoleranz betroffen. Der starke Anstieg der Fruktoseintoleranz ist Änderungen der Ernährung geschuldet, da industriell gefertigte Lebensmittel und Obst, die sehr fruktosereich sind, dazu führen, dass die Ernährung insgesamt fruktosereicher wird und die Intoleranz dadurch verstärkt auftritt.

Typische Symptome von Intoleranzen sind Flatulenz, Blähbauch, weicher Stuhlgang und Bauchschmerzen. Die Diagnostik zu Intoleranzen erfolgt mit Belastungstests oder Atemtests beim Arzt. Die Atemtestung auf Laktose, Fruktose und Sorbit ist medizinischer Standard. Wenig hilfreich sind gelegentlich angebotene Biopsietests, bei denen zwar einzelne Enzymmängel nachgewiesen werden können, eine medizinische Relevanz aber nicht gegeben ist.

Bei Intoleranzen, für die es keine Atemtestung gibt, helfen das Ernährungs-Symptom-Tagebuch und anschließend zum Belegen der zeitlich befristete Auslassversuch von ca. zwei Wochen. Ein Belastungstest liefert letzte Beweise. Die rechte Tabelle zeigt, welche Intoleranzen welche Ursachen haben und wie sie nachgewiesen werden können.

Intoleranzen – Ursachen – Nachweis		
Laktoseintoleranz	Enzymmangel: Laktasemangel	Atemtest
Fruktosemalabsorption	Transportdefekt für Fruktose	Atemtest
Sorbitmalabsorption	Aufnahmestörung	Atemtest
Saccharose-malabsorption	Enzymmangel: Saccharase	Tagebuch/ Auslassversuch
Trehaloseintoleranz	Enzymmangel: Trehalase	Tagebuch/ Auslassversuch
Galaktoseintoleranz	Enzymmangel: verschiedene, sehr selten	Tagebuch/ Auslassversuch
Disaccharid-unverträglichkeit	Enzymmangel: Sucrase-Isomaltase, meist sekundär kombiniert mit Transportdefekt für Laktose/ Saccharose/ Disaccharide	Tagebuch/ Auslassversuch
Histaminintoleranz	u. a. Enzymmangel vermutet (DAO, Diaminoxidase; HNMT, Histamin-N-Methyltransferase)	Tagebuch/ Auslassversuch
Salizylatintoleranz	verschiedene Enzyme des Arachidonsäurestoffwechsels	Tagebuch/ Auslassversuch

Laktoseintoleranz

Die Laktoseintoleranz, also die Intoleranz gegenüber Milchzucker (Laktose), ist eine sehr häufige Erkrankung. Dabei bilden die Schleimhautzellen des Dünndarms keine Laktase oder zu wenig Laktase. Ohne Laktase kann die mit der Nahrung aufgenommene Laktose nicht in einzelne Zuckermoleküle gespalten und dadurch nicht vom Körper aufgenommen werden. Etwa 15 % der Bevölkerung sind von einer Laktoseintoleranz betroffen. Zahlreiche Betroffene haben aber nur wenig oder minimale Symptome, da viele Erwachsene keine oder nur wenig Milchprodukte verzehren. Bei den Symptomen stechen Blähbauch, weicher Stuhl und Bauchkrämpfe hervor. In der Diagnostik ist der Atemtest medizinischer Standard und sollte in keiner Blähbauchdiagnostik fehlen. Da das Enzym Laktase in der Darmschleimhaut gebildet wird, sind primäre und sekundäre Laktoseintoleranz Bestandteile des Leaky-Gut-Spektrums und sollten auf jeden Fall abgeklärt werden. Bei Leaky Gut sollte besonders die sekundäre Laktoseintoleranz in den Blick genommen werden, da sich diese bessert, wenn der Darmbarriereschaden behoben wird. Die gesicherte Laktoseintoleranz wird mit einer Reduktionsdiät behandelt, die individuell verträgliche Menge an Milchprodukten wird eigenverantwortlich oder mit einer Ernährungsfachkraft ermittelt. Laktose ist in jeglicher tierischer Milch enthalten, also auch in Ziegenmilch, Eselsmilch oder Stutenmilch, sodass nicht nur auf Kuhmilchprodukte zu achten ist.

Bei der Behandlung der Laktoseintoleranz sollten Sie den üblichen Internetmythen keinen Glauben schenken. Oftmals findet sich im Internet die Information, dass Laktose so streng wie möglich gemieden werden und sogar auf Spuren von Laktose verzichtet werden muss.

Dies gestaltet sich schwierig, denn in zahlreichen Medikamenten wird Laktose als Träger- oder Füllsubstanz verwendet. Solche geringen Mengen zu vermeiden, ist medizinisch aber nicht erforderlich, da die Laktoseintoleranz keine Allergie ist und diese kleinen Laktosemengen zu gering sind, um Beschwerden auszulösen.

Laktosegehalt einzelner Lebensmittel

sehr hoch > 10 g/100 g	hoch 4 bis 10 g/100 g	mittel 1 bis 4 g/100 g	niedrig < 1 g/100 g
Dickmilch	Buttermilch	Dickmilchjoghurt	Brie
Kaffeeweißer	Eiscreme	Hüttenkäse	Butter
Kondensmilch	Frischkäse	Joghurt	Camembert
Milchpulver	fettarmer Joghurt	Kefir	Feta
Molkekäse	Kaffeesahne	Quark	Hartkäse
Molkepulver	Magermilch	Sauerrahm	
Vollmilchschokolade	Magerquark	Schlagsahne	
	Milchschokolade		
	Molke		
	Nugatcreme		
	Sauermilch		
	Scheiblettenkäse		
	Schmelzkäse		
	Vollmilch		

Fruktoseintoleranz

Die Fruktoseintoleranz kommt deutlich häufiger als die Laktoseintoleranz vor, das Beschwerdebild ist variabler. Bei der Fruktoseintoleranz ist ein Transportdefekt für Fruktose das Problem. Fruktose kann bei dieser Intoleranz nicht ausreichend aus dem Darm in den Körper aufgenommen werden, da der für die Aufnahme verantwortliche Transporter in zu geringem Ausmaß gebildet wird. Der Übergang von krank zu gesund ist hier sehr fließend, da der Fruktosetransporter auch bei gesunden erschöpflich ist, sodass man sich durch eine hohe Fruktoseaufnahme in das Krankheitsbild sozusagen hineinessen kann.

Den Betroffenen ist der Zusammenhang Fruktose und Beschwerdeentstehung oft nicht klar, da Fruktose nicht nur in Obst, wo wir den Fruchtzucker Fruktose intuitiv vermuten, sondern auch in vielen anderen Lebensmitteln vorkommt. Nur wenige wissen, dass das fruktosereichste Lebensmittel der Honig ist oder dass Fruktose vielen Lebensmitteln zugesetzt wird. Deshalb sind Salatdressings oder Ketchup fruktosereiche Auslöser von Beschwerden. Da die Fruktoseintoleranz eine Schwellenwertintoleranz ist, können Beschwerden sehr zeitverzögert auftreten, sodass die Beschwerden in der Folge oftmals dem falschen Lebensmittel zugeschrieben werden. Das Beschwerdebild umfasst Blähungen, weichen Stuhl und Bauchkrämpfe, die Diagnose erfolgt mit einem Fruktose-Atemtest.

Die Therapie der Fruktoseintoleranz erfolgt durch eine fruktosereduzierte Ernährung, die aber nicht zu stark reduziert sein darf, da sich das Krankheitsbild bei zu starker Reduktion verschlimmern kann. Zusätzlich ist eine Sorbitrestriktion empfohlen, da Sorbit im Darm zu Fruktose umgewandelt wird. Eine Ernährungsberatung ist aufgrund der vielen Fallstricke empfehlenswert.

Hier versteckt sich Fruktose

Fruktose unterliegt der Kennzeichnungspflicht und verbirgt sich hinter vielen Abkürzungen, zum Beispiel:

- Fruktose (Fruchtzucker)
- Fruktosesirup (FS)
- Glukose-Fruktose-Sirup (GFS)
- High-Fruktose-Corn-Sirup (HFCS)
- Honig
- Invertzucker (Invertase, E1103)

Sorbitintoleranz

Bei der Sorbitintoleranz kann Sorbit nicht ausreichend aus dem Darm in den Körper aufgenommen werden. Sorbit ist ein natürlich vorkommender Zucker, der zum Beispiel in Äpfeln, Birnen,

Pfirsichen, Aprikosen und anderem Kernobst enthalten ist. Sorbit wird in industriell gefertigten Lebensmitteln, Getränken und Süßwaren als kalorienarmer Zuckeraustauschstoff verwendet. Auf den Verpackungen wird Sorbit alternativ als E420 ausgewiesen. Gerade Süßwaren wie Kaugummis und Minzpastillen sind eine häufig übersehene Sorbitquelle. Das Symptomenbild ist geprägt von Blähbauch und Bauchkrämpfen, die Diagnose erfolgt mit einem Atemtest. Therapeutisch ist bei gesicherter Sorbitintoleranz eine sorbitarme Ernährung medizinischer Standard.

Weizensensitivität/Glutensensitivität

Weizensensitivität ist ein Sammelbegriff, bei dem verschiedene Sensitivitäten gegenüber in Weizen enthaltenen Substanzen zusammengefasst werden.

Bei der Weizensensitivität kommt es durch Getreidebestandteile zu Immunreaktionen oder Schäden an der Darmbarriere. Genauere Spezifizierungen wie Glutensensitivität beschreiben Untergruppen der Weizensensitivität. Unter Glutensensitivität werden beispielsweise Beschwerden zusammengefasst, die nach dem Konsum von glutenreichen Produkten entstehen und die nicht durch eine Zöliakie verursacht werden.

So verursacht Gluten einen Leaky Gut

- durch erhöhte Durchlässigkeit (transzellulär)
- durch Lockerung und Öffnung von Tight Junctions (parazellulär)
- durch lokale Entzündung (Inflammation)
- durch Zelluntergang (Apoptose)

Labortests, die eine Gluten- oder Weizensensitivität belegen, gibt es nicht. Der Verdacht tritt bei eigener Beobachtung oder durch den Gebrauch eines Ernährungs-Symptom-Tagebuchs auf und kann durch eine zweiwöchige gluten- oder weizenfreie Ernährung, gefolgt von einer Gluten- oder Weizenbelastung erfolgen. Die Auslassdiät und die Belastung sollten von einer Fachkraft begleitet werden. Vor Diätversuchen sollten aber mindestens eine Zöliakie (Auto-Antikörper im Blut) und eine Weizenallergie (Antikörper im Blut) sicher ausgeschlossen werden.

Macht Gluten krank?

Der Zusammenhang von Gluten und Leaky Gut ist wissenschaftlich gut bekannt, trifft aber nur auf wenige Menschen zu, denn der überwiegende Teil aller Menschen ist medizinisch durch Gluten nicht gefährdet und hat auch keinerlei Glutensensitivität oder Zöliakie. Gluten wird zwar mit verschiedensten weiteren Erkrankungen in Zusammenhang gebracht, große medizinische Studien belegen aber, dass Gluten nicht generell krankmachend ist und dass ein Glutenverzicht ohne gesicherte medizinische Notwendigkeit keinerlei gesundheitliche Vorteile bringt. Unabhängig von dieser Sichtweise wünschen sich viele Menschen aufgrund von eigenen Vorstellungen oder Sorgen eine glutenfreie Ernährung. Medizinisch spricht wenig dagegen, dies umzusetzen, denn Gluten ist nicht nur nicht allgemein gesundheitsgefährdend, es ist auch nicht lebensnotwendig.

Weizensensitivität und Glutensensitivität sind – obwohl gelegentlich noch anders dargestellt – inzwischen medizinisch gut charakterisierte Krankheitsbilder und werden unter dem medizinischen Fachbegriff »nicht-Zöliakie, nicht-Weizenallergie, Weizensensitivität-Glutensensitivität« zusammengefasst.

Im Krankheitsbild der Weizensensitivität am besten charakterisiert ist die Glutensensitivität. Neben Gluten sind Amylase-Trypsin-Inhibitoren (ATIs), FODMAPs, Agglutinine, Lektine und Fruktane als weitere Verursacher der Beschwerden bekannt und möglicherweise noch nicht das Ende der Fahnenstange.

EXTRA: Die »echte« Weizenallergie

Von der Weizensensitivität abzugrenzen ist die echte Weizenallergie. Unter den Lebensmittelallergien ist die Weizenallergie eine häufig vorkommende und oft unerkannte Allergie. Das liegt daran, dass Weizen zwar zu den stark allergenen Nahrungsmitteln gehört, die Weizenallergie selbst aber meistens mild und von den Betroffenen unbemerkt abläuft. Schwere, lebensbedrohliche Verläufe sind bei der Weizenallergie eher selten. Die Testung erfolgt beim Allergologen mit Weizen-IgE im Blut und Bestätigung mit einem Haut-Prick-Test. Therapeutisch ist bei symptomatischer Weizenallergie eine streng weizenfreie Ernährung erforderlich.

Ist es immer der Weizen?

Bei Unverträglichkeiten wird viel Augenmerk auf die Lebensmittel gelegt und der Einfluss der Zubereitung – die sich ebenfalls mit Beschwerden zeigen kann – wenig beachtet. Das ist bedauerlich. Schon beim Verzehr von Obst und Gemüse ist gut zu erkennen, dass Rohkost, dazu zählen auch Smoothies, stärkere Beschwerden verursacht und weniger bekömmlich ist als das gleiche Obst und Gemüse, nachdem es gedünstet wurde. Für Backwaren gilt das Gleiche. Je nach Art der Teigzubereitung und Dauer der Teigführung werden unbekömmliche Inhaltsstoffe abgebaut. Aus diesem Grund sind Sauerteigbrote mit Gährungszeiten von 24 und mehr Stunden wesentlich bekömmlicher als kurzgeführte Hefeprodukte oder ultrakurz aufgetriebene Industriebackwaren. Oftmals ist die eigene Beobachtung, »ich vertrage Brot xy nicht so gut«, schon richtig, aber die Schlussfolgerung, dass Brot generell nicht vertragen wird, nicht korrekt. Schlecht vertragen werden schlicht und ergreifend schlechte Backwaren. Das ist recht unnötig, da selbst backen kein Hexenwerk ist, und eine 24-Stunden-Hefeteigführung oder ein Sauerteig können mit sehr wenig Aufwand in der eigenen Küche wunderbar leicht hergestellt werden. Probieren Sie es aus!

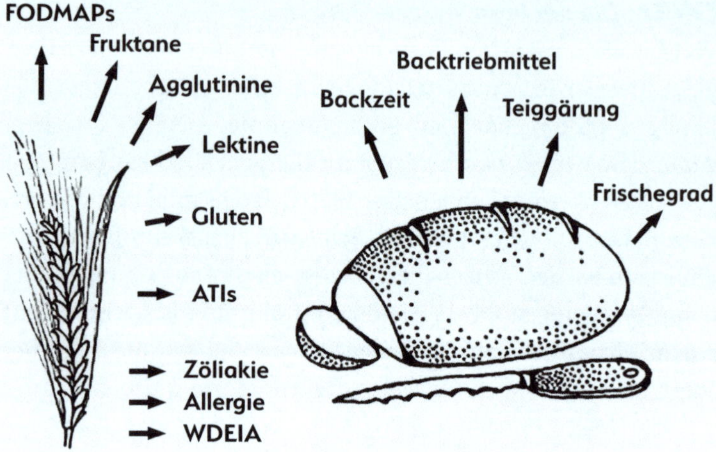

Wie Weizen und Brot Beschwerden verursachen.

Eine ausgesprochen schwer diagnostizierbare Erkrankung ist die getreideabhängige, anstrengungsinduzierte Anaphylaxie (engl. Wheat dependent exercise induced anaphylaxis; WDEIA). Die WDEIA ist eine Summationsallergie, bei der Getreideprodukte nur in Kombination mit einem Verstärkungsfaktor (körperliche Anstrengung oder Schmerzmedikamente) zu Symptomen führt. Zum Erkennen solcher Erkrankungen braucht es einen Detektiv. Zum Glück sind Erkrankungen wie die WDEIA sehr selten.

Allergiesonderform: Kreuzallergien

Eine Allergiesonderform sind die Kreuzallergien. Bei Kreuzallergien führt eine Allergie gegen ein Protein zu Folgeallergien gegen andere Proteine. Typische Kreuzallergien sind die Kreuzreaktionen zwischen Baumpollen, Kernobst und Nüssen, das Beifuß-Sellerie-Gewürzsyndrom oder das Latex-Frucht-Syndrom. Kreuzallergien können bestehen, es muss aber nicht immer das Vollbild innerhalb einer Kreuzallergiegruppe vorliegen.

Mögliche Kreuzallergien

Kreuzallergie	Allergen	Kreuzallergie mit
Birkenpollen-Nuss-Kernobst-Syndrom	Birkenpollen	Apfel, Haselnuss, frisches Steinobst, Kiwi, Feige, Karotte, Kartoffel, Sellerie, Soja
Gräser	Gräserpollen	Hülsenfrüchte (Erdnuss, Soja), Getreidemehl, Kleie, Tomate, Sellerie
Beifuß-Sellerie-Gewürz-Syndrom	Beifußpollen	Sellerie, Mohrrübe, Kartoffel, Gewürze (Anis, Curry, Zimt), Mango, Sonnenblumenkerne
Latex-Frucht-Syndrom	Latex	Avocado, Banane, Kiwi, Ananas, Acerola-Kirsche, Esskastanie, Kartoffel, Mango, Papaya, Pfirsich, Sellerie, Tomate

Mögliche Kreuzallergien		
Kreuzallergie	**Allergen**	**Kreuzallergie mit**
Hausstaubmilben	Kot	Schalen-/Krustentiere
Ambrosia-Beifuß	Pollen	Banane, Gurke, Melone, Zucchini
Vogelfedern	Federeiweiß	Ei, Geflügel, Innereien

Weitere Unverträglichkeiten und Schwächen

Histaminintoleranz

Histamin ist in Lebensmitteln enthalten oder kann von Darmbakterien gebildet werden. Dieses Nahrungshistamin macht üblicherweise keine Probleme, doch bei einer Histaminintoleranz verursacht Nahrungshistamin Beschwerden, die allergieartig sind, da Histamin im Körper ein typischer Botenstoff allergischer Erkrankungen ist.

Ursächlich besteht bei der Histaminintoleranz eine Histaminabbaustörung, bei der die histaminabbauenden Enzyme Diaminoxidase (DAO) und Histaminmethyltransferase (HNMT) nicht ausreichend vorhanden sind oder nicht ausreichend wirken. Für den Abbau von Histamin aus der Nahrung ist der DAO-Gehalt in der Darmschleimhaut entscheidend. Hier kann primär zu wenig DAO gebildet werden, die gebildete DAO funktionseingeschränkt oder die ankommende Menge Histamin kurzfristig zu hoch sein. Beim Leaky Gut kann aufgrund von Darmbarriereschäden vorübergehend zu wenig DAO gebildet werden, dann kommt es zu einer sekundären Histaminintoleranz.

Weitere Ursachen einer sekundären Histaminintoleranz sind Magen-Darm-Infekte oder eine vermehrt histaminproduzierende Darmflora. Akut beschwerdeauslösend sind die Aufnahme von histaminreichen Lebensmitteln, histaminfreisetzenden Lebensmitteln oder histaminfreisetzenden Probiotika.

Da der Histaminabbau, die Histaminfreisetzung und die Hormonspiegel, vor allem Östrogen, in engem Zusammenhang stehen, sind von der Histaminintoleranz insbesondere Frauen, betont in den Wechseljahren, der Pubertät und im Rahmen des monatlichen Zyklus, betroffen. Gerade die Zeiten mit Östrogenspitzen sind als besonders histaminsensitiv anzusehen. Eine erbliche Ursache der Histaminintoleranz ist bislang nicht bekannt.

Verdauungsbeschwerden wie Übelkeit, Erbrechen, Bauchschmerz, Durchfall und Blähbauch sind bei der Histaminintoleranz eher diskret. Vordergründig sind vielmehr darmferne Beschwerden wie Nesselsucht, Hautrötung, Juckreiz, Kopfschmerzen, körperliche Schwäche, laufende Nase, Herzrasen, Blutdruckabfall, Schwindel, Gefühl des Benebeltseins und viele andere Reaktionen.

Diagnostisch sind bislang keine Laborwerte etabliert, sodass zur Bestätigung der Histaminintoleranz eine zeitlich befristete histaminreduzierte Ernährung (4 Wochen), gefolgt von einer bestätigenden Histaminbelastung dem medizinischen Standard entspricht.

Fun Facts zu Rhabarber

Bei der Histaminintoleranz werden Lebensmittel, die viel Histamin enthalten, und Lebensmittel, die dazu führen, dass körpereigenes Histamin verstärkt ausgeschüttet wird, gemieden. Tückisch sind Lebensmittel wie z. B. Rhabarber, die das histaminabbauende Enzym Diaminoxidase reduzieren, aber dadurch Histaminbeschwerden auslösen.

Therapeutisch ist eine histaminreduzierte Ernährung empfohlen. Bei Restbeschwerden sind Heilerde und gelegentlich Vitamin C, Zink und Vitamin B_6 hilfreich. Sofern Kopfschmerzen oder Hautprobleme im Vordergrund stehen, kann ein Versuch mit dem Enzym Diaminoxidase unternommen werden.

Mastzellaktivierungssyndrom
Ähnliche Symptome wie bei der Histaminintoleranz finden sich beim Mastzellaktivierungssyndrom (MCAS), bei dem vermehrt Histamin aus körpereigenen Abwehrzellen, den Mastzellen, freigesetzt wird. Die Ähnlichkeit der Symptome rührt daher, dass es sich bei beiden um Erkrankungen handelt, bei dem Histamin im Vordergrund steht. Während bei der Histaminintoleranz das Histamin aus der Ernährung stammt oder von der Darmmikrobiota gebildet wird, stammt das Histamin bei dem MCAS aus körpereigenen Zellen. Da sich Mastzellen führend in der Haut und im Darm befinden, stehen Hautprobleme und Verdauungsbeschwerden im Vordergrund.

Mastzellen sind im Abwehrsystem nahezu Alleskönner, die ihre Rolle sowohl in der angeborenen als auch in der erworbenen Immuntoleranz haben und hier jeweils sowohl als Effektorzelle als auch als regulatorische Zelle wirken können. Neben Histamin haben Mastzellen nahezu 400 weitere Botenstoffe an Bord, die bei dem MCAS eine Rolle spielen, Histamin ist lediglich der dominante, aber eben nicht der alleinige Botenstoff. So vielfältig wie die Funktionen der Mastzellen sind auch die Ursachen der Funktionsstörung. Auslöser eines MCAS sind Infekte, Operationen, Impfungen, Allergien und viele weitere. Die Schwere der Erkrankung reicht von kaum spürbar, gelegentlich belästigend bis hin zu schweren und regelmäßigen Symptomen, je nachdem, wie die Mastzellen stimuliert werden oder Botenstoffe ausschütten. Die Ausschüttung ist beim MCAS überschießend und zeigt falsche oder inadäquate Reize, die eigentlichen Trigger sind in vielen Fällen nur schwer erkennbar. Betroffene suchen oftmals nach adäquater Diagnostik beim Hausarzt oder beim Gastroenterologen. Die Abklärung dieses komplexen Krankheitsbildes ist im Fachgebiet der Dermatologie und Allergologie in speziellen MCAS-Ambulanzen angesiedelt. Dort werden bei passendem Beschwerdebild und positivem MCAS-Fragebogen im Labor die Mastzellbotenstoffe Tryptase und Histamin sowie im Urin der Histaminabbau zu dem Metabolit Methylhistamin bestimmt. Aufgrund der häufigen

Magen- und Darmbeschwerden gehören eine Magen- und Darmspiegelung zum Untersuchungsprogramm. Von diesen Endoskopien können dann Gewebeproben (Biopsien) zur Untersuchung auf MCAS entnommen werden.

Ein gesichertes MCAS wird mit verschiedenen Behandlungsmaßnahmen in Angriff genommen.
Vitamin C hemmt das histaminbildende Enzym Histidin-Decarboxylase und fördert den Abbau von Histamin. Es ist darauf zu achten, dass die Dosierung zwischen 500 und 750 mg/Tag liegt, niedrigere Dosierungen sind nicht ausreichend, und bei höheren Dosierungen kehrt sich der Effekt in das Gegenteil um. Die Therapie muss darüber hinaus mit einem retardierten Vitamin-C-Präparat erfolgen, da nur dadurch annähernd konstante Spiegel im Tagesverlauf möglich werden.

Durch die Behandlung mit Histamin H_1 und H_1-Blockern können Symptome der MCAS gelindert und überschießende, sich aufschaukelnde Histaminausschüttungen abgemildert werden. Die Histaminfreisetzung wird auch durch Mastzellstabilisatoren wie Montelukast, Chromoglicinsäure und Ketotifen reduziert. Kombinationstherapien sind bei einer MCAS schon in der Initialphase der Therapie üblich. Bei Therapieversagen stehen verschiedenste Zweit- und Drittlinientherapien zur Verfügung, deren Verordnung bei gesicherter MCAS aber nur über Spezialambulanzen erfolgen sollte.

Gallensäureverlustsyndrom

Gallensäuren werden in der Leber gebildet, in der Gallenblase gespeichert und zur Verdauungsförderung in den Darm abgegeben. Sie unterstützen die Fettverdauung, die Aufnahme von fettlöslichen Vitaminen und die Ausscheidung von Giftstoffen und sind zum großen Teil für die Stuhlfarbe verantwortlich. Störungen im Gallensäurestoffwechsel begünstigen einen Leaky Gut, da Gallensäuren speziell für die Entgiftung wichtig sind. Beim Gallensäureverlustsyndrom gehen über den Dickdarm Gallensäuren verloren, weil sie am Ende des Dünndarms nicht wieder in den

Körper aufgenommen wurden. Wenn dem so ist, ist das führende Symptom wässriger Durchfall.

Diagnostisch kann der Nachweis von Gallensäuren im Stuhlgang hilfreich sein. Besser geeignet ist aber der probatorische Einsatz von gallensäurebindenden Präparaten wie Heilerde oder das Austauscherharz Colestyramin. Diese werden bei Bestätigung der Erkrankung therapeutisch fortgesetzt, bei schweren Verläufen werden in der Ernährung Fette durch MCT-Fette ausgetauscht.

Funktionelle abdominelle Blähungen und Distension (FABD)
Unter FABD wird ein Beschwerdebild verstanden, das dem Reizdarmsyndrom ähnlich ist und bei dem Blähungen und aufgetriebener Bauch sowie Völlegefühl und Druck im Bauch im Vordergrund der Beschwerdesymptomatik stehen. Die Zunahme des Bauchumfangs kann bei der FABD tatsächlich gemessen werden! Da beide Krankheitsbilder gleichzeitig vorliegen können, wird die FABD selten benannt bzw. diagnostiziert. Das ist bedauerlich, denn epidemiologischen Studien folgend sind 4 % der Bevölkerung dauerhaft und ca. 30 % gelegentlich davon betroffen. Bei Menschen mit einem Reizdarm vom Verstopfungstyp haben bis zu 75 % gleichzeitig Beschwerden der FABD.

Bei der Symptomentstehung der FABD spielen im Darm gefangene Luft, die nicht ausreichend abtransportiert werden kann, in Kombination mit einer Dünndarmfehlbesiedlung und Veränderungen an der Darmbarriere eine wesentliche Bedeutung. Zusätzlich zu den Aspekten der Dünndarmfehlbesiedlung und der Dysbiose sind die Motilität des Darms, die Sensitivität des Darms im Sinne einer viszeralen Hypersensitivität, einer Sensitivität gegenüber FODMAP-Nahrungsbestandteilen, die Funktion des Beckenbodens und die Reflexe von Bauchwand und Zwerchfell bei der Nahrungsaufnahme verändert. Die Darmbarriereveränderungen und die erhöhte Durchlässigkeit werden durch die begleitende Dünndarmfehlbesiedlung und deren Ausmaß bestimmt.

Die Beschwerden der FABD sind oftmals, aber nicht zwingend mit der Nahrungsaufnahme verbunden und treten ganztägig auf, ab ca. 15–30 Minuten nach Nahrungsaufnahme, in den Nachmittags- und Abendstunden wird von einem Beschwerdemaximum berichtet. Typisch ist eine Verbesserung während der Nacht. Ungünstiger Lebensstil und schwere Mahlzeiten sind ein gut bekannter Mitauslöser.

Abdominophrene Dyssynergie
Die abdominophrene Dyssynergie kann als eine Unterform der FABD angesehen werden, bei der fehlerhafte Reflexe nach dem Essen den Blähbauch entstehen lassen. Normalerweise wird mit der Nahrungsaufnahme die Bauchwand angespannt, und das Zwerchfell erschlafft und hebt sich, um mehr Raum im Bauch für die aufgenommene Nahrung zu schaffen. Bei der abdominophrenen Dyssynergie findet das Gegenteil statt, das Zwerchfell kontrahiert und senkt sich, die Bauchwand erschlafft und wölbt sich nach vorne, und der innere schräge Bauchmuskel erschlafft. Dadurch kommt es sehr rasch nach der Nahrungsaufnahme zu einer starken Bauchvorwölbung, manche betroffene Frauen sehen vergleichbar einer Schwangerschaft aus. Der Bauchumfang ist bei der abdominophrenischen Dyssynergie messbar vergrößert. Die Beschwerden treten rasch nach der Nahrungsaufnahme auf, in einem Zeitraum < 15 Minuten. Bei manchen Betroffenen treten die Symptome sogar direkt während der Nahrungsaufnahme auf. Gerade dieser schnelle Symptomenbeginn ist diagnostisch wegweisend, da genau dies bei anderen potenziellen Ursachen unüblich ist.

Die Abgrenzung der Unterformen der FABD gestaltet sich oftmals schwierig, der zeitliche Ablauf der Symptomentstehung kann bei der Abgrenzung helfen.

Aufgrund der multifaktoriellen Krankheitsentstehung ist die Therapie langwierig und komplex. Wichtig ist bei der Therapie, einzelne Maßnahmen auszuprobieren, um nach einem gewissen

Zeitraum, z. B. 4–6 Wochen, deren Wirksamkeit zu erkennen. Das Anwenden mehrerer Maßnahmen gleichzeitig ist nicht so günstig, die Reaktionen lassen die Ursache nicht klar erkennen, Frust und Verzweiflung wachsen.

Zu den Basismaßnahmen bei der FABD zählen FODMAP-Ernährung, Optimierung des Essverhaltens, Identifizierung individueller Auslöser mit einem Ernährungs-Symptom-Tagebuch und Behandlung der Dünndarmfehlbesiedlung. Falls das nicht ausreichen sollte, werden pflanzliche Präparate wie Pfefferminzöl, Rikkunshito und Kümmelöl, Entschäumer wie Simethicon, darmbarrierestabilisierende, motilitätswirksame Prokinetika, Neuromodulatoren, Darmhypnose und Biofeedback angewendet. Bei den Präparaten sind Kombinationspräparate erhältlich.

Akute und chronische Darmentzündungen

Zu den akuten Darmentzündungen zählen beispielsweise der Reisedurchfall und die sporadische Gastroenteritis. Führende Symptome sind der meist wässrig-flüssige Durchfall in Kombination mit Bauchschmerzen und Bauchkrämpfen.

Akute Darmentzündungen sind vorübergehend, die geschädigte Darmbarriere regeneriert meist wieder vollständig. Eine Diagnostik ist nur in schweren Fällen oder Fällen, die länger als eine Woche anhalten, erforderlich. In Einzelfällen kann, insbesondere wenn in der Behandlung Antibiotika eingesetzt werden, eine Dünndarmfehlbesiedlung entstehen oder ein postinfektiöses Reizdarmsyndrom verursacht werden. Dann bleiben dauerhaft Beschwerden zurück.

Bei chronisch-entzündlichen Darmerkrankungen wie dem Morbus Crohn, der Colitis ulcerosa und den mikroskopischen Darmentzündungen besteht der Darmbarriereschaden hingegen dauerhaft. Führende Symptome sind wässrig-breiiger Durchfall, auch mit Blut- und Schleimbeimengungen, in Kombination mit Bauchschmerzen und Zeichen der körperlichen Erschöpfung. Diagnostisch bedarf jeder Durchfall, der länger als zwei Wochen besteht, einer Abklärung mit Blut- und Stuhluntersuchungen sowie oftmals auch einer Darmspiegelung.

Gesichert ist bei den chronisch-entzündlichen Darmerkrankungen, sowohl im akuten Entzündungsschub als auch in der entzündungsfreien Remissionsphase, eine ausgeprägte Schädigung der Darmbarriere. Die chronische Entzündung führt bei diesen Erkrankungen zu Zellschädigung, Aufbrechen der Tight Junctions, erniedrigte Biodiversität der Darmflora und in der Folge auch regelmäßig zu einer Ansiedlung von zusätzlich krankmachenden Mikroben, wie von Escherichia coli vom Typ AIEC (adhärent-invasive E. coli). Aufgrund der chronischen Erkrankung und der Mikrobiomveränderung ist eine zusätzliche SIBO eine häufige Folge.

Autoimmunerkrankungen

Bei Autoimmunerkrankungen bildet unser Immunsystem fehlerhafterweise Antikörper gegen körpereigene Strukturen. Dies führt zu verschiedenen Autoimmunerkrankungen wie Zöliakie, Hashimoto, Diabetes Typ 1 oder Autoimmunhepatitis.

Bei zahlreichen dieser Autoimmunerkrankungen ist ein Leaky Gut an der Krankheitsentstehung beteiligt und ermöglicht es Antigenen oder Fremdstoffen, in den Körper zu gelangen. Die genauen Zusammenhänge sind nur wenig gesichert, Behauptungen im Internet gehen oft über das wissenschaftlich gesicherte hinaus. Autoimmunerkrankungen haben sehr unterschiedliche, führende Symptome in Kombination mit unspezifischen Allgemeinbeschwerden wie Schwäche, Erschöpfung und Leistungsknick, je nachdem, welches Organ von der Autoimmunerkrankung betroffen ist. Die Diagnostik besteht aus Blutuntersuchungen und Bildgebung der betroffenen Organe und wird vom Hausarzt eingeleitet.

Gut erkennbar ist der Zusammenhang mit dem Leaky Gut an der bei Autoimmunerkrankungen zumeist erhöhten Durchlässigkeit der Darmbarriere. Bei den meisten Autoimmunerkrankungen finden sich auch erhöhte Zonulinspiegel, bei der Zöliakie ist dieser Zusammenhang am augenscheinlichsten.

Wer ist Alessio Fasano?

Dr. Alessio Fasano ist ein Wissenschaftler aus Boston, USA, der sich mit der Autoimmunkrankheit Zöliakie beschäftigt. Im Jahre 2000 entdeckte er den Leaky-Gut-Marker Zonulin, der heutzutage als Marker für die Durchlässigkeit der Darmbarriere verwendet wird. Ursprünglich wurde Zonulin als Labortest für die Diagnostik der Zöliakie verstanden, hier spielt Zonulin aber keine so bedeutende Rolle mehr. Dr. Fasano verdanken wir nicht nur den Leaky-Gut-Marker Zonulin, sondern auch zahlreiche Erkenntnisse im Zusammenhang mit Autoimmunerkrankungen und Leaky Gut.

Leber und nicht-alkoholische Fettleberentzündung

Bei verschiedenen Lebererkrankungen kommt es zu einem Leaky Gut. Gesichert ist ein begleitender Leaky Gut bei vermehrter Fetteinlagerung (Fettleber, *Steatosis hepatis*), bei nicht-alkoholischer Fettleberentzündung (nicht-alkoholische Steatohepatitis, NASH) und bei der Zirrhose. Am auffälligsten sind Mikrobiomveränderungen bis hin zur SIBO und Toxinproblemen, da bei Lebererkrankungen vermehrt Toxine aus dem Darm in den Körper gelangen und dort nur reduziert abgebaut werden. Zu diesen Giftstoffen zählen Ammoniak, Gamma-Aminobuttersäure, Merkaptane und Fettsäuren, welche Benebelungsgefühl bis hin zum Leberkoma verursachen können. Typische Symptome sind Bauchschmerzen im Bereich der Leber und systemische Beschwerden wie Erschöpfung, Abgeschlagenheit und Leistungsknick. Lebererkrankungen können lange Zeit symptomlos oder symptomarm verlaufen. Sie werden anhand von Blutwerten und Ultraschall beim Hausarzt erkannt.

Endotoxine, Exotoxine und Giftstoffe

Nicht nur bei Lebererkrankungen sind Giftstoffe und andere Toxine, die im Darm anfallen, von Bedeutung. Exotoxine (Alphatoxin, Leukozidin, Choleratoxin, Botulinumtoxin) sind Giftstoffe, die von Bakterien außerhalb des Körpers, z. B. in Lebensmitteln, gebildet und freigesetzt werden. Da Exotoxine größtenteils Proteine sind, sind sie nicht thermostabil, sie werden also durch Erhitzen (Kochen) inaktiviert.

Bei Leaky Gut und SIBO sind hingegen von besonderer Bedeutung die Endotoxine wie beispielsweise bakterielle Lipopolysaccharide (LPS), die im Darm durch Bakterienzerfall, auch im Zusammenhang mit der Abwehrfunktionen, entstehen. Einfluss auf die Endotoxinentstehung haben die Nahrungszusammensetzung, die Darmflora, Entzündungsvorgänge und Abwehrvorgänge an der Darmbarriere. Endotoxine erklären, weshalb Leaky-Gut Probleme an darmfernen Organen verursacht, denn die Endotoxine werden im Darm aufgenommen und verteilen sich dann im ganzen Körper. Auf diese Weise entstehen bei Leaky Gut und SIBO beispielsweise Leberschäden und Hautprobleme, systemische Entzündungsvorgänge sowie Veränderungen psychischer Funktionen, Körpergewicht und Stoffwechsel.

Adipositas

Das Körpergewicht wird unter anderem von der Darmflora beeinflusst, das ist wissenschaftlich gut belegt. In etwa 10–15 % der Energieausbeute aus der Nahrung werden einer »dickmachenden« Darmflora, verglichen zu einer »schlankmachenden« Darmflora zugeschrieben. Das ist viel und hat damit einen entscheidenden Anteil an »dick« oder »dünn«. Die Dickmacherkeime sind teilweise bekannt, dennoch ist im Moment völlig unklar, was zu tun ist, um aus einer dickmachenden eine schlankmachende Darmflora werden zu lassen.

Zusätzlich zu den dickmachenden Mikrobiomveränderungen wissen wir, dass der Leaky Gut über Endotoxine und dadurch verursachte generalisierte Entzündungsvorgänge Einfluss auf die Entstehung einer Adipositas ausübt. Das liegt unter anderem daran, dass Endotoxine die Aufnahme von Fetten in die Körperzellen und die anschließende Umwandlung in Speicherfett fördern. Starke Stressbelastung und ein ungünstiges Ernährungsverhalten, mit Betonung fettreicher und industriell hergestellten Nahrungsbestandteile (ultra processed food), lassen die Endotoxinproduktion zusätzlich in die Höhe schnellen, sodass sich vor allem bei der Ernährung und bei der Stresskontrolle (Verhaltensänderung, Entspannungsmaßnahmen) Ansatzpunkte für eine Optimierung ergeben.

Schlankmachende Mikrobiomdiäten und Probiotikatherapien sind in Erprobung. Einen gesicherten Vorteil der vor allem in Internetforen und marktschreierischen Angeboten verbreiteten Vorschläge gibt es nicht.

Was tritt mit was auf? Alles auf einen Blick

Aus der Antike ist vom Arzt Hippokrates der Ausspruch »Alle Erkrankungen haben ihre Ursache im Darm« überliefert. Ob Hippokrates den Leaky Gut meinte, ist eher fraglich, doch in Anbetracht der folgenden Liste von Erkrankungen, die gleichzeitig mit einem Leaky Gut auftreten können, könnte er recht gehabt haben:

Erkrankungen, die mit Leaky Gut auftreten

Darmassoziierte Erkrankungen	Darmferne Erkrankungen
Darmtumore	Adipositas
Dünndarmfehlbesiedlung (SIBO/SIFO/IMO)	Akne
entzündliche Darmerkrankungen (CED)	Allergien
Fruktoseintoleranz	Angsterkrankungen
Gallensäureerkrankungen	Arthritis
Glutensensitivität	Asthma
Histaminintoleranz	Autismus-Spektrum-Störungen (ASS)
Laktoseintoleranz	Autoimmunerkrankungen
Nahrungsmittelunverträglichkeiten	Chronic-Fatigue-Syndrom (CFS)
Mastzellerkrankungen	Depression
Pankreasinsuffizienz	Diabetes
Reizdarmsyndrom (RDS)	Entzündungen (akut und chronisch)
Salizylatintoleranz	Hautekzeme
Sorbitintoleranz	Hashimoto Thyreoiditis
Verdauungsstörungen	HIV
Weizensensitivität	Immunschwäche
Zöliakie	Infektanfälligkeit
	Lebererkrankungen (Hepatitis/Fettleber)
	Lupus Erythematodes (SLE)
	Migräne
	Muskelschmerzen
	Müdigkeit
	Neurodermitis
	Nierenerkrankungen
	Osteoporose
	Psoriasis
	psychische Erkrankungen
	rheumatische Erkrankungen
	Tumore

Therapie eines Leaky Gut – heilende Methoden

Ziel der Leaky-Gut-Behandlung ist die Wiederherstellung der geschädigten Darmbarriere, dieses Therapieziel wird »Darmbarriere regenerieren« genannt. Ein weiteres Therapieziel ist das Vermeiden einer erneuten Schädigung, dies wird »Darmbarriere schonen« genannt. Beide Therapieziele sollten gleichzeitig mit geeigneten Maßnahmen in Angriff genommen werden.

Als Basismaßnahmen werden im Folgenden die Maßnahmen benannt, die bei einem Leaky Gut immer zur Anwendung kommen sollten. Darüber hinaus gibt es spezielle Maßnahmen, die zum Einsatz kommen sollten, wenn durch die Basismaßnahmen keine ausreichende Besserung eingetreten ist oder wenn trotz Basismaßnahmen noch Restbeschwerden auftreten. Bevor die Leaky-Gut-Therapie begonnen wird, sollte aber sichergestellt sein, dass die medizinische Diagnostik beim Hausarzt ausreichend war und kein Krankheitsbild mit ähnlichen Beschwerden übersehen wurde.

Die Grundprinzipien der Leaky-Gut-Therapie

- Darmbarriere schonen
- schädigende Einflüsse vermeiden (d. h. Medikamente/Alkohol)
- begleitende Erkrankungen erkennen und behandeln
- individuelle Auslöser erkennen (Tagebuch führen)
- Darmbarriere regenerieren
- Ernährung optimieren
- Stress reduzieren und Entspannung lernen
- Geduld üben
- barrierestärkende Maßnahmen einüben
- ergänzende spezielle Maßnahmen bei Restbeschwerden austesten

Basismaßnahmen

Auslöser erkennen

Für die dauerhaft erfolgreiche Leaky-Gut-Therapie ist es wichtig, die eigenen Auslöser von Darmbarriereschädigungen zu erkennen. Wenn darmbarriereschädigende Einflüsse wie Alkohol oder Medikamente weiter eingenommen werden oder wenn eine auslösende Grundkrankheit oder ein ungünstiger Ernährungs- oder Lebensstil nicht verändert werden, wird der Darmbarriereschaden immer wieder auftreten.

Vielen hilft es, mit einem Ernährungs-Lebensstil-Symptomtagebuch die wesentlichen individuellen Auslöser, wie Ernährungsfaktoren, eigenen Lebensstil und Stress, zu erkennen und dann dauerhaft anzugehen. Von den möglichen Ursachen eines Leaky Gut haben Sie schon weiter oben gelesen.

Morgenroutine mit einem Glas Wasser

Im Laufe der Nacht verliert Ihr Körper durch Atmung und Stoffwechselprozesse viel Wasser. Ein Glas warmesWasser am Morgen führt Ihrem Körper die fehlende Flüssigkeit wieder zu, stimuliert den Stoffwechsel, regt die Verdauungstätigkeit an, bringt die Magen-Darm-Funktion in Schwung und regt sogar die Bildung neuer Körperzellen an. Gerade das morgendliche Glas Wasser hilft Ihrem Körper, Gift- und Abbaustoffe, die sich über Nacht gebildet haben, auszuscheiden. Das alles passiert aber nur nach einem Glas Wasser direkt nach dem Aufstehen.

Der vermeintlich »einfache Weg«, bei dem durch Einnahme von Präparaten Beschwerden gelindert werden, ist als alleinige Maßnahme nur in seltenen Fällen ausreichend und anhaltend hilfreich. Ebenso ist der Leaky Gut unbeeindruckt, wenn bei Laienheilern oder Internetlaboren viele verschiedene Präparate erworben und eingenommen werden, oftmals verschlimmern sich die Beschwerden sogar darunter. Bitte also damit aufpassen!

Darmbarriere schonen und regenerieren

Bei der Schonung und Regeneration der Darmbarriere stehen Optimierung der Ernährung, Stressreduktion und Entspannung an erster Stelle. Bedenken Sie: Die Schäden sind über viele Monate oder sogar Jahre entstanden, es bedarf also einer gewissen Geduld, bis sich die Situation wieder entspannt. Zeitdruck und zu hohe Erwartungshaltung erzeugen Stress, der einer guten Regeneration im Wege steht. Deshalb zählen eine darmfreundliche Ernährung, Reduzierung von Stress und Entspannung zu den Basismaßnahmen. Falls diese nach 6–8 Wochen nicht ausreichen, können ergänzende Maßnahmen angewendet werden.

Leaky-Gut-Basismaßnahmen

- Prophylaxe und Behandlung des Leaky Gut durch einen darmgesunden Lebensstil aus günstiger Ernährung, Vermeiden von Stress und ungünstigen Nahrungsbestandteilen.
- Gesicherte Darmbarriereschädlinge wie Alkohol und Nikotin streng vermeiden.
- Salz, Fleischwaren, Wurstwaren, Kaffee, industriell gefertigte Lebensmittel, Würzmischungen, Saucen, Smoothies, Rohkost und ungünstige Fette reduzieren.
- Auslösende Erkrankungen und begünstigende Co-Faktoren identifizieren und behandeln (in Kombination mit einem Arztbesuch).
- Ernährung in Richtung einer ausgewogenen Mischkost, angepasst an die Leaky-Gut-Basisdiät (VERUM-Ernährung), optimieren.
- Die Ernährung an nachgewiesene individuelle Unverträglichkeiten (Arztbesuch) anpassen und beschwerdeauslösende Nahrungsmittel vermeiden (evtl. Ernährungs-Symptom-Tagebuch führen).

- Überkonsum von bekannten darmbarriereschädigenden Nahrungsbestandteilen reduzieren (hierzu zählen Gluten, Getreide, Fruktose, Sorbit, Histamin, Laktose, Lebensmittelzusatzstoffe, Zuckeraustauschstoffe).
- Darmflorafreundliches Milieu schaffen mit Haferflocken als täglicher Basisernährung und ausreichend präbiotischen und probiotischen Lebensmitteln, angepasst an die individuelle Verträglichkeit.
- Mit günstigen Getränken einen ausgeglichenen Wasserhaushalt herstellen. Jeden Tag sollten in etwa 1,5 Liter Wasser und Tee getrunken werden, das erste Glas Wasser direkt nach dem Aufstehen.
- Medikamente vermeiden und auf das Notwendigste reduzieren (sehr ungünstig sind Schmerzmedikamente, Säureblocker, Kortison, Immunsuppressiva, biologische Wirkstoffe, Antibiotika).
- Regelmäßige Anwendung von stressreduzierenden und entspannenden Maßnahmen.
- Nachgewiesene Mangelzustände (z. B. Eisen-, Vitamin-D-, andere Vitamin- oder Spurenelementmängel) sollten ausgeglichen werden. Eine regelmäßige Kontrolle der Werte gehört dazu.
- Darmschädigende Umweltbelastungen (Abgase) und Giftstoffe wie Schwermetalle und Pestizide/Herbizide meiden.
- Belastungen durch Hauswasserleitungen (Schwermetalle, Bakterien) überprüfen lassen und ggf. Trinkwasserfilter einsetzen.
- Wirkungslose Nahrungsergänzungsmittel weglassen, da diese Verdauungsbeschwerden und einen Leaky Gut begünstigen können.

Ergänzende Maßnahmen

- Umstellung auf eine FODMAP-reduzierte Ernährung.
- Probeweiser Ausgleich von möglichen Mangelzuständen (z. B. mit Zink, Multivitaminpräparat, Vitamin C).
- Ein darmflorafreundliches Milieu schaffen und eine Dysbiose ausgleichen durch zielgerichtete Probiotika-Supplementierung (Laktobazillen/Bifidobakterien/Mischpräparate).
- Phytotherapie (pflanzliche Extrakte, Tees mit Gesundheitswirkung und verdauungsfördernder Wirkung, antientzündliche pflanzliche Präparate) ausprobieren.
- Weitere Maßnahmen mit erkennbarer Wirkung oder belegter Wirksamkeit (Schleimschichtstärkung, essenzielle Aminosäuren, Glutamin, Heilerde, Butyrate, Kurkuma, Adsorbentien) in den Alltag integrieren.

Ungünstige Lebensmittel meiden

Alkohol

Auf Alkohol als Darmbarriereschädling wurde schon mehrfach hingewiesen. Alkohol ist ein sehr starker Barriereschädling, bei Leaky Gut ein absolutes No-go und sollte immer und dauerhaft gemieden werden.

Es gibt aber noch viele weitere Lebensmittel und Nahrungsbestandteile, die die Darmbarriere schädigen können. Diese sollten Sie kritisch in den Blick nehmen und dann für einige Zeit einschränken. Unterstützt durch ein Ernährungs-Symptom-Tagebuch können Sie sich auf die Spur der Auslöser begeben. Beachten Sie aber unbedingt Folgendes:

Wenn Sie nach vier Wochen keine Änderung verspüren, sollten Sie den Auslassversuch wieder beenden, sonst schränken Sie Ihre Ernährung unnötig ein.

Zucker

Ein besonderes Problemfeld ist Zucker. Genauer gesagt, alle Einfach- und Zweifachzucker. Diese Zucker lösen einen Leaky Gut direkt aus und fördern zusätzlich eine vermehrte Pilzbesiedlung (Candida/SIFO), eine bakterielle Dünndarmfehlbesiedlung (SIBO), Darmentzündungen und Übergewicht. Es gibt also viele gute Gründe, den Zuckerverzehr zu reduzieren und den Speiseplan kritisch auszumisten. Gerade einfache Zucker (Haushaltszucker, Dextrose, Glucose, Saccharose, Fruktose) sollten Sie reduzieren, um das Wachstum von spezialisierten »Kohlenhydratverdauern«, die Probleme bereiten, in Ihrer Darmflora zu reduzieren. Zum leaky-gut-freundlichen Süßen bieten sich in kleinen Mengen natürliche Süßungsmittel wie Erythrit (aus Obst, Pilzen), Xylit (Birkenzucker), Stevia (aus der südamerikanischen Pflanze *Stevia rebaudiana*) und Tagatose an. Stevia und Tagatose sind am besten geeignet, Erythrit und Xylit sind nur in kleinen Mengen verträglich. Möglich sind auch ab und an künstlich hergestellte Süßstoffe wie Aspartam, Acesulfam oder Mischungen aus beidem. Vorsicht ist bei Zuckeraustauschstoffen vom Polyol-Typ, den Zuckeralkoholen, angebracht. Beispiele sind Sorbit/Sorbitol, Xylit/Xylitol, Mannit/Mannitol und Maltit/Maltitol. Polyole verursachen Blähungen, Durchfälle und andere Beschwerden und sollten daher nur sehr zurückhaltend verwendet werden.

Zucker und Zuckerersatzstoffe	
Geeignet, Höchstmenge beachten!	Zucker: In geringen Mengen Ahornsirup, brauner Zucker, Dextrose, Glukose, Puderzucker, Saccharose, Zuckerrübensirup Süßstoffe: Acesulfam, Advantam, Aspartam, Natriumcyclamat, Neohesperidin, Neotam, Saccharin, Stevia, Sucralose, Tagatose, Thaumatin Zuckeraustauschstoffe: kleine Mengen Erythrit oder Xylit

Zucker und Zuckerersatzstoffe	
Weniger gut geeignet	Zucker: Fruktose, Fruktosesirup, High-Fructose-Corn-Sirup (HFCS), Honig, Invertzucker, Kokosblütenzucker, Laktose, Maissirup Zuckeraustauschstoffe: Isomalt, Lactit, Maltit, Mannit, Sorbit, größere Mengen Erythrit und Xylit

Doch gibt es auch »böse« Pflanzen? Der Clean-Eating-Trend basiert darauf, dass frische pflanzliche Lebensmittel gesund sind. In Grundzügen ist dies richtig, aber auch pflanzliche Lebensmittel können für uns ungünstige Inhaltsstoffe enthalten. Bei diesen Inhaltsstoffen handelt es sich um sekundäre Pflanzenstoffe, wie zum Beispiel um Substanzen, die die Pflanze vor Fressfeinden, Krankheiten oder Schädlingen schützen sollen.

Lektine

Lektine sind ein Beispiel für solche ungünstigen Inhaltsstoffe. Lektine wirken vergleichbar zu Antibiotika und schützen die Pflanze vor Bakterien, Parasiten und Pilzen. Insbesondere im rohen Zustand und in größerer Menge können manche dieser Lektine für den Menschen aber giftig sein. Lektine, die in großen Mengen zum Beispiel in Bohnen, Getreide, Kürbis und Kartoffeln enthalten sind, führen unter anderem dazu, dass diese Lebensmittel im rohen Zustand für uns Menschen ungenießbar sind. Der Ausweg ist hier denkbar einfach: erhitzen oder fermentieren inaktiviert diese Lektine, mit ein Grund, weshalb erhitzte Speisen, verglichen zu Rohkost, besser verträglich sind. Krankheiten wie Alzheimer, Parkinson, Rheuma, Diabetes, Arthritis, Autoimmunkrankheiten und Asthma werden durch Lektine verschlimmert. In welchem Ausmaß Lektine diese und andere Krankheiten auslösen können, ist Inhalt zahlreicher aktueller Studien.

Manche dieser Lektine sind also giftig. Beispiele für solche giftigen Lektine sind Solanin, das in Tomaten und Kartoffeln vorkommt, Phasine, die in Hülsenfrüchten vorkommen, und Weizenkeimagglutinin (WGA), das in Weizen vorkommt. Diese Lektine schädigen die Darmbarriere und verursachen in größerer Menge auch dauerhafte Beschwerden wie Übelkeit, Erbrechen und Durchfall. Neben diesen giftigen Lektinen gibt es aber auch viele ungiftige Lektine, die aufgrund ihrer Eiweißstruktur Beschwerden, Darmbarriereprobleme und einen Leaky Gut verursachen können. Mit kleineren Mengen dieser ungiftigen Lektine kommt unsere Darmbarriere gut klar, sodass nur größere Mengen lektinreicher Lebensmittel problematisch werden.

In diesen Lebensmitteln verstecken sich Lektine	
Lektinreich	Artischocke, Chili, Ei, Fleisch, Weizenprodukte, Gurke, Hülsenfrüchte (Bohnen, Erbsen, Linsen), Kartoffel, Kohl (alle Sorten), Knoblauch, Kürbis, Mais, Paprika (rot), Pflanzenöl, Rotwein, Soja, Süßstoffe, Tomate, Zwiebel
Lektinarm	Butter, Nüsse (Walnuss, Haselnuss), Fisch, Frischkäse, Kokosmilch, Kokosöl, Krustentiere, Maroni, Obst in kleinen Mengen (Apfel, Birne, Blaubeere, Brombeere, Himbeere, Kiwi, Pfirsich, Pflaume, Zitrusfrüchte), Sahne, Schokolade (dunkel), Ziegenkäse

PRAXISTIPP: Lektinsensitivitäten sind vermutlich sehr häufig und sehr häufig unerkannt. Durch Erhitzen, Einlegen in Flüssigkeiten, Fermentieren und Auskeimen werden Lektine abgebaut. Dadurch werden die Lebensmittel besser verträglich. Rohkost sollte also besser vom Ernährungsplan gestrichen werden. Hülsenfrucht-Lektine werden besonders gut durch Kochen zerstört und durch Einlegen sehr stark vermindert. Getreide-Lektine sind gegenüber Hitze sehr stabil, werden aber durch fermentierende Teiggärung sehr gut abgebaut. Aus diesem Grund auf lange Fermentationszeiten achten (z. B. Sauerteigbrot) und industrielle, fermentationsarme Zubereitung mit Backtriebmitteln meiden, da in diesen Fällen Lektine nicht ausreichend abgebaut werden.

Es gibt im Moment keinen Test, der eine Sensitivität gegenüber Lektinen anzeigen könnte. Bei vermuteter Unverträglichkeit (Hinweise aus dem Ernährungs-Symptom-Tagebuch) ist es ratsam, lektinreiche Lebensmittel zu reduzieren oder zumindest ausreichend zu erhitzen. Menschen, die für Lektine sensitiv sind, sollten vor allem auf Weizenprodukte, Hülsenfrüchte, Soja, Kartoffeln und Reis achten, denn diese Lebensmittel sind besonders lektinreich. Wer wissen möchte, ob seine Darmbarriere auf Lektine reagiert, für den wäre ein vierwöchiger streng lektinarmer Ernährungsversuch angemessen.

Weitere ungünstige Lebensmittel

Sehr oft verursachen aber auch Getreide (Gluten, ATI, Agglutinine, FODMAPs), Fruktose, Histamin, Salizylate, Sorbit und Laktose einen Leaky Gut.

Zu den »ungünstigen Lebensmitteln« zähle ich auch Fertiggerichte. Abgesehen von den negativen Einflüssen auf die Darmbarriere richten industriell verarbeitete Lebensmittel und Fertiggerichte auch an anderer Stelle im Körper Schaden an. Wer oft Fertiggerichte isst, hat aufgrund der ungünstigen Nahrungsbestandteile, die Herz-Kreislauf-Erkrankungen und Krebserkrankungen verursachen, im Zeitraum von zehn Jahren eine um 62 % höhere Sterberate. Ein wunderbarer Grund, auf Fertiggerichte zu verzichten!

Herauszufinden, welche Lebensmittel bei einem selbst zu Symptomen führen, ist manchmal sehr anstrengend. Ein guter Rat ist, wie schon mehrfach erwähnt, schrittweise und langsam vorzugehen und ein Ernährungs-Symptom-Tagebuch zu führen. Eine dauerhafte Reduktion von diesem oder jenem ergibt aber nur Sinn, wenn sich beim Verzicht eine deutliche Besserung einstellt. Hier sollten Sie Ihre Ernährung kritisch hinterfragen. Wenn Sie selbst nicht weiterkommen, sollten Sie sich von einer ernährungsmedizinischen Stelle beraten lassen. Ihr Hausarzt oder Ihre Krankenkasse kann Sie an eine entsprechende Beratung überweisen.

Günstige Lebensmittel aufnehmen

Es gibt aus Leaky-Gut-Sichtweise nicht nur ungünstige Lebensmittel, es gibt auch verträgliche Lebensmittel und geeignete Kostformen.

Als leaky-gut-günstige Ernährung wird eine ausgewogene Mischkost nach Clean-Eating-Kriterien (Vermeiden industriell gefertigter Lebensmittel, Vermeiden von Lebensmittelzusatzstoffen und Haltbarkeitsstoffen) angesehen, die zuckerarm, fettarm und reich an erhitzten pflanzlichen Lebensmitteln ist. Die Bausteine Ballaststoffe, gesunde Fettsäuren, Vitamine und Mineralstoffe stehen beim Leaky Gut also im Vordergrund.

Die Leaky-Gut-Basisernährung entspricht von der Zusammensetzung her einer FODMAP-armen Ernährung, ergänzt um Einflüsse aus antientzündlichen Ernährungskonzepten und Paleo-Ernährungskonzepten. Daher könnte die Leaky-Gut-Basisernährung auch als eine FODMAP-Plus-Ernährung bezeichnet werden.

Unter FODMAP-Plus wird eine FODMAP-Kost verstanden, bei der Folgendes betont wird: Beeren, regionales Obst und Gemüse, geschrotete Leinsamen, geschrotete Flohsamenschalen, Kartoffeln und Reis (resistente Stärken), probiotische Lebensmittel, Kurkuma, Ingwer, Knochenbrühe, Pfefferminztee, Kamillentee und grüner Tee.

Ballaststoffe

Ballaststoffreiche Lebensmittel tragen zur Erhaltung der Schleimschicht der Darmbarriere bei und unterstützen dadurch die Funktionsfähigkeit der Darmbarriere. Ballaststoffe sind Nährstoffe für die Darmbakterien! Unter einer ballaststoffarmen Ernährung nähren sich manche Darmbakterien an der Schleimschicht und führen dadurch zu einer Reduktion der wichtigen Schleimschicht, was wiederum eine Erhöhung der Durchlässigkeit zur Folge hat. Ballaststoffe sind daher in mehrfacher Hinsicht einer der wertvollsten darmbarrierestärkenden Maßnahmen. Eine ballaststoffreiche Ernährung fördert das Wachstum von ballaststoffverwertenden Darmbakterien, die dann kurzkettige Fettsäuren wie

Butyrat bilden. Diese kurzkettigen Fettsäuren wiederum ernähren die Zellen der Darmbarriere und haben an der Darmbarriere antientzündliche Effekte, unterstützen also auch in mehrfacher Hinsicht die Integrität der Darmbarriere.

Gut zu kauen ist aktive Mikrobiomtherapie!

Andreas, 27 Jahre, hatte jahrelang Blähungen, große Stuhlmengen, Heißhungerattacken und leichtes Übergewicht. »Ich hätte nicht erwartet, dass ich allein durch längeres und ordentliches Kauen beschwerdefrei werde.« Durch eine längere Kauzeit können Kohlenhydrate schon im Mund besser vorverdaut und zerkleinert werden, sodass im Darm weniger ungenügend Verdautes ankommt und dadurch das Darmmikrobiom weniger Blähgase und weniger Stuhlmenge produziert. Zusätzlich hatte sich Andreas' Gewicht normalisiert, da durch die bessere Vorverdauung das Sättigungsgefühl früher eintrat, die Heißhungerattacken verschwanden und er endlich auch früher satt wurde.

Eine ballaststoffreiche Ernährung ist demnach sehr gut für die Verdauungsfunktion, die Darmflora und die Darmbarriere. Die Ballaststoffe sollten aber nicht als Rohkost, sondern als Haferflocken, Vollkornprodukte oder gedünstetes Obst und Gemüse gegessen werden. Da Ballaststoffe in größeren Mengen blähen, sollten Sie für sich herausfinden, wo Ihre persönliche Höchstgrenze liegt. Empfohlen sind mindestens 30 Gramm Ballaststoffe am Tag. Um dies dauerhaft zu erreichen, ist ein Frühstück aus Haferflocken/Porridge, Flohsamenschalen, geschrotetem Leinsamen und Weizenkleie sinnvoll. Aufgepeppt mit Joghurt und darmfreundlichem Obst (Banane, Beeren) ist dies ein ideales tägliches Leaky-Gut- und SIBO-Frühstück. Etwas anderes benötigen Sie am Morgen nicht. Anhand einer konsequenten und dauerhaften Erhöhung der täglichen Ballaststoffzufuhr um 10 g/Tag hat sich gezeigt, dass der Zonulinspiegel und damit der Leaky Gut deutlich reduziert werden konnten.

Was außerdem guttut

Für verschiedene weitere Lebensmittel ist bekannt, dass sie sich sehr günstig auf die Darmbarriere auswirken und daher gerade bei einem Leaky Gut auf dem Speiseplan stehen sollten. Für diese günstigen Eigenschaften sind unterschiedliche Inhaltsstoffe verantwortlich. Bei den Bananen ist es das präbiotisch wirksame Inulin. Bei Fisch sind es die vielen ungesättigten Fettsäuren, die Schleimbildung und Zellwachstum fördern. Bei geriebenen Äpfeln oder der Karottensuppe sind es die Pektine. Probiotische Lebensmittel unterstützen aufgrund der enthaltenen Milchsäurebakterien den Aufbau der Darmflora. Naturjoghurt, Quark oder Kefir sollten daher täglich auf dem Speiseplan stehen. In größeren Mengen fördern probiotische Lebensmittel aber Blähungen und andere Bauchbeschwerden, daher heißt es, selber beobachten, wieviel Ihnen guttut.

Durchfallkiller Karottensuppe nach Moro

Zutaten: 500 g Karotten, 1 gestrichener TL Salz, 1 TL Butter (nach Belieben), 1 gehäufter TL Zucker, frischer Ingwer klein gewürfelt, Kurkuma

Zubereitung: Die Karotten schälen und in kleine Stücke schneiden. In 1,5 l kochendem Wasser zusammen mit dem Ingwer ca. 1 Std. weich kochen und anschließend durch ein Sieb passieren oder mit einem Stabmixer pürieren. Den Brei mit Wasser auf ein Gesamtvolumen von 1 l auffüllen und mit Salz abschmecken. Butter nach Belieben sowie den Zucker unterrühren. Die Suppe noch einmal erwärmen und mit Kurkuma abschmecken.

Weiterführende Maßnahmen

Nun kommen wir ans Eingemachte. Eine darmgesunde Leaky-Gut-Ernährung entspricht einer ballaststoffreichen und ausgewogenen Mischkost mit FODMAP-Einflüssen. Die Lebensmittel sollten immer frisch gekauft und schonend zubereitet werden.

Industriell gefertigte Lebensmittel haben in einer darmschonenden Ernährung nichts zu suchen. Besonders geeignet ist dabei die VERUM-Ernährung.

VERUM-Ernährung

Die VERUM-Ernährung bei einem Leaky Gut verfolgt folgende Ansätze:

Vermeiden: Entzündungsfördernde Lebensmittel, die der Darmbarriere schaden, wie Getreideprodukte, Gluten, Milchprodukte, Soja, Eier, Mais, toxisch wirkende Lebensmittel wie Alkohol, Kaffee, Zucker und histaminreiche Lebensmittel sowie ungünstige Lebensstilfaktoren wie das Rauchen, sollten vermieden werden.

Ersetzen: Entzündungshemmende, ballaststoffreiche Lebensmittel, die den Clean-Eating-Kriterien folgen, sind günstig und sollten entzündungsfördernde Lebensmittel ersetzen. In Einzelfällen kann die Verdauungsleistung durch gezielte Verdauungsenzyme unterstützt werden.

Reparieren: Die beeinträchtigte Darmbarriere benötigt Zeit, um sich zu regenerieren. Das Trinken von reichlich Wasser und lauwarmen Tees unterstützt diese Regeneration. Andere Getränke, vor allem zuckerhaltige Getränke (Limonaden, unverdünnte Fruchtsäfte), kohlensäurehaltige Getränke oder alkoholische Getränke sollen vermieden werden.

Unterstützen: Die zeitlich befristete Unterstützung der Darmbarriere und der Darmflora mit Präbiotika, Probiotika oder gezielten anderen Maßnahmen kann hilfreich sein – aber nur für einige Zeit. Wenn nach 4 Wochen eine positive Veränderung erkennbar ist, kann die Einnahmedauer auf 8 oder 12 Wochen verlängert werden. Dann sollte ein Auslassversuch unternommen werden. Wenn nach 4 Wochen keine deutliche Besserung spürbar wird, macht eine weitere Einnahme keinen Sinn.

Maßvoll: Essen Sie kleine Portionen, achten Sie auf eine flexible Lebensmittelauswahl und meiden Sie stark einschränkende Diäten. Maßvolle Einschränkungen sind meistens ausreichend und werden besser toleriert als ein zu striktes Vermeiden. Integrieren Sie zusätzlich leichte körperliche Betätigung und entspannende sowie stressreduzierende Maßnahmen.

Wenn Sie durch die Ernährungs- und Lebensstilveränderungen nach einigen Tagen oder wenigen Wochen eine Besserung ihrer Beschwerden spüren, denken Sie bitte daran, die Umstellungen etwas zu lockern. Sie sollten eine zu strenge Diät nicht dauerhaft durchführen. Eine gesunde Darmbarriere hält der gelockerten Ernährungssituation gut stand. Dauerhaft zu strenge Diäten führen zu Stress, schaden Ihrem Körper und fördern Mangelernährung. Der vernünftige Mittelweg ist der, den Sie suchen sollten.

VERUM-Ernährung bei einem Leaky Gut

⊖ Besser meiden	✓ Gut geeignet
Alkohol	Ballaststoffe (Flohsamen, geschrotete Leinsamen)
Eier	Geflügel
Getreide/Getreideprodukte	Gemüse (gedünstet)
Gluten	Kartoffel
histaminreiche Lebensmittel	Reis
salizylatreiche Lebensmittel	Haferflocken/Porridge
Kaffee	Knochenbrühe
Lebensmittelzusatzstoffe (E-XXX)	Lachs (Omega 3-/6-Verhältnis beachten)
Mais	präbiotische Lebensmittel
Milchprodukte (unfermentiert)	fermentierte Milchprodukte (Joghurt, Kefir, Quark)
Öle (raffinierte)	Keimlinge
Rohkost	Kräuter (frisch)
Soja	Gewürze (kleine Mengen)
Zucker	Rindfleisch
	Mit Einschränkungen:
	probiotische Lebensmittel (fermentiertes Gemüse)

Die FODMAP-reduzierte Diät

Die FODMAP-reduzierte Diät wurde ursprünglich für Patienten mit einem Reizdarm entwickelt und ist inzwischen bei Reizdarm, CED und vielen anderen Erkrankungen internationaler Standard. Die Stärke dieser Diät ist die Verbesserung verschiedener Symptome wie Blähungen, Bauchschmerzen, Bauchkrämpfen und Stuhlgangveränderungen.

Auch bei Leaky Gut und SIBO ist die FODMAP-reduzierte Ernährung der medizinische Standard. Die FODMAP-Diät verbessert Beschwerden, kann sehr einfach umgesetzt werden und ist in vielen klinischen Studien an verschiedenen leaky-gut-bezogenen Krankheitsbildern gesichert.

Hinter dem Konzept steht die Beobachtung, dass verschiedene Kohlenhydrate und Zuckeralkohole, die FODMAPs genannt werden, im Darm schlecht in den Körper aufgenommen werden und daher im Dünn- und Dickdarm von Bakterien verstoffwechselt werden. Diese bakterielle Zersetzung der FODMAPs führt zu einem vermehrten Auftreten von Darmgasen, Blähungen, Flatulenzen und zu einem weicheren, zu häufigen Stuhlgang bis hin zu Durchfall. Bei den Kohlenhydraten, die dies verursachen, handelt es sich um Einfach-, Zweifach- und Mehrfachzucker, darunter auch Fruktose und Laktose. Zu den Zuckeralkoholen zählen insbesondere Zuckerersatzstoffe, aber auch das natürlich vorkommende Sorbitol.

Bei Leaky Gut empfiehlt es sich, im Rahmen der FODMAP-Diät ergänzend 1 EL geschrotete Flohsamenschalen pro Tag zu supplementieren, um die Darmmikrobiota zu unterstützen und die Bildung von barrierestärkenden SCFA (kurzkettigen Fettsäuren) anzukurbeln. Sofern der Leaky Gut mit Durchfall oder weichem Stuhl einhergeht, ist eine FODMAP-Diät mit zusätzlicher Einnahme von Heilerde empfohlen. Bei SIBO ist es günstig, die FODMAP-Diät um eine Zuckerrestriktion zu erweitern und neben Heilerde auch ein antimikrobielles krampflösendes Öl einzunehmen.

Der Begriff FODMAP fasst wissenschaftlich **f**ermentierbare **O**ligo-, **D**i- und **M**onosaccharide und (engl. **a**nd) **P**olyole zusammen. Dabei handelt es sich um kurzkettige Kohlenhydrate und Zuckeralkohole, allesamt Nahrungsbestandteile, die Beschwerden verursachen, die Dünndarmmikrobiota zur Gasbildung anregen und die Darmbarriere schwächen. Bei der FODMAP-Diät werden beschwerdeverursachende FODMAP-reiche Lebensmittel reduziert. Da der FODMAP-Gehalt von Lebensmitteln nicht intuitiv ist, gibt es Tabellen, die den FODMAP-Gehalt der Lebensmittel in hoch oder niedrig einteilen (s. Anhang ab S. 232).

Mangelernährung oder Vitamin- und Spurenelementmängel sind unter einer FODMAP-reduzierten Ernährung nicht zu erwarten. Bei manchen führt diese Ernährung aber zu einem funktionellen Ballaststoffmangel. Erkennbar wird dies an zu hartem oder zu seltenem Stuhlgang. Wenn dies bei Ihnen auftritt, sollten Sie die fehlenden Ballaststoffe durch Flohsamen (Psyllium), Methylzellulose, Akazienfasern oder Guarkernmehl supplementieren.

Das Konzept der FODMAP-Diät sieht im Gegensatz zu vielen anderen Kostformen keine dauerhafte strenge Diät vor. Das Gegenteil ist der Fall. Die Chance, durch die FODMAP-Diät eine deutliche und dauerhafte Beschwerdelinderung zu erreichen, wird in den klinischen Studien mit über 70 % angegeben, sodass der Aufwand mehr als gerechtfertigt ist!

In einer ersten Phase, die 6–8 Wochen dauert, sollte den tabellarischen Vorgaben streng gefolgt werden und »Rotes« vollständig gemieden werden. Dadurch wird erlernt, in welchem Ausmaß die FODMAP-Diät Ihre Symptome bessert.

In einer zweiten Phase werden einzelne Lebensmittel schrittweise wieder in die Ernährung zurückgeholt. In dieser Phase erlernt man, bis zu welcher Menge FODMAP-reiche Lebensmittel vertragen werden, ohne dass die Beschwerden wieder auftreten. Wer in der zweiten Phase nicht zurechtkommt, sollte sich durch eine Ernährungsberatung unterstützen lassen. Manche gesetzlichen

Krankenkassen übernehmen einen großen Teil der Kosten der Ernährungsberatung, manche sogar bis zu 100 %.

Die dritte Phase besteht dann aus einer dauerhaften individuellen Ernährung, in der erlernt wurde, welche Lebensmittel Beschwerden verursachen und welche Mengen dieser Lebensmittel gerade noch vertragen werden.

Ablauf einer FODMAP-Diät

FODMAP Phase 1

6–8 Wochen strenge FODMAP-Diät nach den Vorgaben

FODMAP Phase 2

FODMAP-Toleranzschwelle für einzelne Lebensmittel und Lebensmittelgruppen ermitteln

FODMAP Phase 3

Individuelle FODMAP-Diät, bei der Sie sich pragmatisch FODMAP-reduziert ernähren und für einzelne Lebensmittel Ihre Toleranzschwelle kennen.

Geeignet ist die FODMAP-Diät für jeden, der seine Beschwerden selbst unter Kontrolle bringen möchte. Jede Diät bedeutet eine Umstellung des Lebensstils, und jedem unterlaufen Diätfehler, beispielsweise weil Sie bei Freunden eingeladen sind oder weil Sie vor dem Kühlschrank Heißhungerattacken haben. Das ist nicht schlimm. Einzelne Diätfehler stellen den Therapieerfolg nicht infrage, sofern die kleinen Ausrutscher nicht zum Alltag werden.

Auf den folgenden Seiten finden Sie eine Übersicht mit Lebensmitteln, die einen hohen (meiden) oder einen niedrigen (geeignet) FODMAP-Gehalt aufweisen. Bei SIBO sollte man in den Bereichen Obst, Süßwaren, Milchprodukte und Zucker am vorsichtigsten sein.

Übersicht FODMAP-Ernährung		
	⊖ FODMAP-reich = meiden	✓ FODMAP-arm = geeignet
Obst	Apfel, Aprikose, Avocado, Birne, Brombeere, Feige, Granatapfel, Grapefruit, Johannisbeere, Kirsche, Litschi, Mango, Mirabelle Nektarine, Pfirsich, Pflaume, Wassermelone, Zwetschge Obstkonserven, Fruchtsäfte, getrocknete Früchte, Obstmus	Ananas, Banane, Blaubeere, Clementine, Erdbeere, Himbeere, Honigmelone, Kiwi, Limette, Mandarine, Maracuja, Netzmelone, Orange, Papaya, Rhabarber, Weintraube, Zitrone
Gemüse	Artischocke, Blumenkohl, Bohnen (alle außer grüne Stangenbohnen), Erbsen, Frühlingszwiebel (weißer Anteil), Knoblauch, Kraut/Kohl, Lauch (weißer Anteil), Linsen, Pilze, Rote Beete, Schalotte, Soja, Spargel, Wirsing, Zuckererbse, Zuckermais, Zwiebel	Alfalfa, Aubergine, Brokkoli, Chinakohl, Fenchel, Frühlingszwiebeln (grüner Anteil), grüne Stangenbohnen, Gurke, Ingwer, Karotten, Kartoffeln, Kohlrabi, Kichererbsen, Kürbis, Lauch (grüner Anteil), Mangold, Okra, Oliven, Paprika, Pastinake, Petersilie, Rettich, Rosenkohl, Salat, Schnittlauch, Staudensellerie, Sojasprossen, Speiserübe, Spinat, Tomate, Weißkraut, Zucchini
Getreide Getreide-ersatz	Gerste, Roggen, Triticale, Weizen, Bulgur, Couscous, Lupinenmehl, Hartweizennudeln, frisches Brot, Brote mit sichtbaren Körnern, Hefeteige, Brote aus Backshops/industriell gefertigt, Cerealien auf Weizenbasis, Cerealien mit Trockenfrüchten	Buchweizen, Dinkel, Hafer, Hirse, Mais, Polenta, Quinoa, Reis, Tapioka, Flohsamen, glutenfreie Getreideprodukte, Reisnudeln, Soba-Nudeln, Shirataki-/Konjak-Nudeln, Cornflakes (kleine Portion) Sauerteige, Backwaren mit langer Stehzeit, fein geschrotete Backwaren, Cerealien auf Haferbasis

Übersicht FODMAP-Ernährung		
	FODMAP-reich = meiden	✓ FODMAP-arm = geeignet
Milch-produkte	Buttermilch, Frischkäse, Hüttenkäse, Joghurt, Kondensmilch, Milch, Milchpulver, Milcheis, Mascarpone, Sahne, Sauerrahm, Sojamilch (aus Sojabohnen)	laktosefreie Milch, laktosefreie Milchprodukte, Margarine, Brie, Camembert, Cheddar, Feta, Hartkäse, Mozzarella, Parmesan, Butter, Kokosmilch, Sojamilch (aus Sojaprotein)
Süß-speisen Snacks Knabbe-reien	Vollmilchschokolade, Eiscreme, Gebäck, Knabberwaren, Müsliriegel, Obstriegel, Süßigkeiten generell	Schokolade (dunkel), Sorbet, Kartoffelchips (sehr kleine Portion), Maischips (kleine Portion), Popcorn, Reiswaffel, Maiswaffel
Nüsse	Cashewkerne, Macadamia, Pistazien, gesalzene, gewürzte Nüsse Größere Mengen: alle anderen Nüsse	Kokosnuss, kleine Mengen: Haselnuss, Mandel, Walnuss, Erdnuss, Kürbiskerne, Sesam, Sonnenblumenkerne
Alkohol	Bier (mehr als ein Glas), Wein, Schaumwein (halbtrocken; süß)	Bier (bis 1 Glas), Wein (trocken)
Fleisch Fisch	stark Gesalzenes und Gewürztes, Wurstwaren, Industrieprodukte, veganer Fleischersatz	Fisch, Hühnerfleisch, Lammfleisch, Meeresfrüchte, Rindfleisch, Schweinefleisch, Truthahn
Sonstige Lebens-mittel	Honig, Ketchup, Agavensirup, frittierte Speisen	Eier, Tofu/Tempeh, Essig, Fischsauce, Marmelade, Olivenöl, Pflanzenöl, Rapsöl, Senf, Sojasauce

Übersicht FODMAP-Ernährung		
	⊖ FODMAP-reich = meiden	✓ FODMAP-arm = geeignet
Zucker, Zuckerersatz	Agavensirup, Erythritol (Erythrit, E968), Fruktose (Fruchtzucker), Fruktosesirup, Glycerol (E422), Glukose-Fruktose-Sirup (GFS), High-Fruktose-Corn-Sirup (HFCS), Honig, Invertzucker (Invertase, E1103), Isomaltol (Isomalt, E953), Lactitol (Lactit, E966), Laktose (Milchzucker), Maissirup, Maltitol (Maltit, E965), Mannitol (Mannit, E421), Sorbitol (Sorbit, E420), Zuckeraustauschstoffe (Endunq -ol), Xylitol (Xylit, E967)	Acesulfam (E905), Ahornsirup, Aspartam (E951), Zucker (brauner), Melasse, Natriumcyclamat (E952), Puderzucker, Rohrzucker (Saccharose), Saccharin (E954), Saccharose (Haushaltszucker), Stevia (E960), Traubenzucker (Glukose/Dextrose), Zucker (Haushaltszucker/Saccharose), Zuckerrübensirup, Zuckersirup

Therapie bei Sondersituationen

Antibiotika assoziierte Diarrhö (AAD)

Im Zusammenhang mit einer Antibiotikatherapie kann es zu Veränderungen am Darmmikrobiom kommen. Zumeist sind diese Veränderungen vorübergehend, gelegentlich aber auch langfristig. Die SIBO kann eine Folge solcher antibiotikaassoziierten Veränderungen sein. Die antibiotikaassoziierte Mikrobiomveränderung kann abgemildert werden, indem während und nach der Antibiotikagabe täglich Joghurt (wirkt probiotisch) und geschrotete Flohsamenschalen (wirken präbiotisch) eingenommen werden. Die Einnahme kann zwei Wochen nach Beendigung der Antibiotikagabe aufgehört werden. Wer nicht auf Joghurt und geschrotete Flohsamenschalen zurückgreifen möchte, kann auch vorbeugend Probiotikapräparate einnehmen. Zum Schutz während einer Antibiotikatherapie gibt es verschiedenste Präparate. Diese tragen die Krankheitsabkürzungen »antibiotikaassoziierte Diarrhö« (AAD) oder »antibiotikaindizierte Diarrhö« (AID).

Eine Sonderform der AAD ist die eher seltene Infektion mit dem gefährlichen Darmkeim *Clostridioides difficile*, die nach Antibiotikagaben auftreten kann. Risiken für eine Infektion mit *Clostridioides difficile* sind chronisch entzündliche Darmerkrankungen, hohes Alter, Immunschwäche, Dysbiose und Multimorbidität (Zusammentreffen mehrerer chronischer Krankheiten). Zur Prävention einer *Clostridioides-difficile*-Infektion sind spezielle Probiotika entwickelt worden. Diese Probiotika tragen die Bezeichnung Clostridioides-Protektion oder CDI-Protektion im Namen.

Darmflora nach Darmspiegelung

Zur Vorbereitung auf eine Darmspiegelung wird der Inhalt des Darms mit Spüllösungen ausgeleitet. Dabei geht teilweise auch die Darmflora, die sich im Darmlumen befindet, verloren. Die Zusammensetzung der verbleibenden Darmflora, die an der Darmwand haftet, ändert sich dabei nur minimal, dies wird in Medien oftmals zu dramatisch dargestellt. Tatsächlich regeneriert sich die Darmflora innerhalb von 14 Tagen vollständig. Spezielle Maßnahmen zur Unterstützung der Regeneration sind nicht zwingend erforderlich, werden aber vielfach gewünscht. Wer besorgt ist, kann seine Darmflora während der Vorbereitung und ein paar Tage danach mit einem breiten Probiotikum der COLONIZE-Klasse, die Lactobazillen und Bifidobakterien enthalten, unterstützen. Ein Leaky Gut oder eine SIBO entstehen durch die Vorbereitung auf eine Darmspiegelung nicht.

Darmflorapflege – Allgemeines

Oftmals besteht der Wunsch nach einer »Darmsanierung« oder einer Darmfloraunterstützung. Ein pauschalierter Einsatz von Präparaten ohne klar erkennbare medizinische Notwendigkeit oder gar zum Gesundheitserhalt oder Anti-Aging ist nicht etabliert und sollten auch Sie nicht praktizieren.

Wenn bei Ihnen dennoch der dringende Wunsch besteht, die Darmflora zu pflegen, dann sind, dem wissenschaftlichem Kenntnisstand folgend, die folgenden Maßnahmen sinnvoll:

Das Wichtigste ist ein gesunder Lebensstil, der regelmäßige Bewegung, ausreichend Schlaf, regelmäßig entspannende Maßnahmen zur Stressreduktion und einen Verzicht auf Alkohol und Nikotin beinhaltet. Gesicherte Maßnahmen zur Stressreduktion sind Standardverfahren wie medizinisches Reizdarmyoga, Achtsamkeit (MBSR, Mindful Darm), Darmhypnose und regelmäßiges Spazierengehen mit sehr ausladenden Schritten. Zusätzlich gibt es eine darmfloragünstige Ernährung in Kombination mit täglich Haferflocken, Flohsamenschalen und Joghurt. Hierzu gibt es verschiedene fachlich fundierte Kochbuchratgeber wie z. B. den Ratgeber »Gesunde Darmflora«.

Wohltuend: Flohsamen-Heilerde-Shake

Zubereitung: Einen Esslöffel Flohsamen und einen Teelöffel Heilerde (Luvos® Heilerde imutox) in 200–300 ml Wasser geben und umrühren. Den Shake rasch trinken, bevor die Flohsamen aufquellen. Shake 2- bis 3-mal am Tag trinken. Nach 2–3 Tagen wird sich ein wohliger Effekt einstellen.

Wenn darüber hinaus der Wunsch besteht, den Darm zu entgiften, dann sind toxinbindende Maßnahmen wie die Einnahme von Heilerde und ausreichend Flüssigkeitszufuhr (1,5–2 l stilles Wasser) sowie gelegentliche Fastentage, an denen keine feste Kost, sondern nur Wasser, Tee, verdünnter Saft und Brühe getrunken werden, sehr günstig und auch wohltuend.

Basismaßnahmen zur Pflege der Darmflora	
Vorbeugung/Erhaltung	**Maßnahmen**
Gesunder Lebensstil	regelmäßige Bewegung entspannende Maßnahmen Stressreduktion Medizinisches Reizdarmyoga Achtsamkeit (MBSR, Mindful Darm) Darmhypnose Spazierengehen (3 x 30 Minuten/Woche) darmfloragünstige Ernährung
Gesunde Darmflora	Ernährung reich an günstigen Bifidobakterien und Laktobazillen günstige Präbiotika (Haferflocken, Flohsamen und Inulin) fermentierte/probiotische Lebensmittel
Darmflorapflegetage/Fastentage	Wasser, Tee, Saft, Brühe Flohsamen-Heilerde-Shakes ausreichend Flüssigkeit (2 Liter/Tag)

Darmreinigung – Kolonhydrotherapie

Die Kolonhydrotherapie ist eine nicht-medizinische Maßnahme bei Darmbeschwerden in Zusammenhang mit Darmträgheit, Entleerungsstörungen und Verstopfung. Über die Sinnhaftigkeit von derartigen Darmspülungen wird kontrovers diskutiert, medizinisch wird davon abgeraten. In der Laienheilkunde oder der Naturheilkunde wie der F.X.-Mayr-Therapie haben derartige Darmreinigungen eine zentrale Bedeutung. Darmreinigungen werden von Betroffenen initial als hilfreich und wohltuend beschrieben, weil ein entleerter Darm weniger Probleme bereitet. Da ursächlich nichts verändert wird, kehren die Beschwerden aber nach ein paar Tagen zurück. Nur als Reset-Maßnahme vor der

Einleitung einer Therapie mit Abführmaßnahmen ergäbe für mich die Kolonhydrotherapie wirklich Sinn.

Eine einfachere Form der Darmreinigung ist das zeitlich begrenzte Fasten. Drei bis vier Tage nur Flüssigkeiten (Wasser, Tee, Knochenbrühe) in Kombination mit Magnesiumsulfat (Bittersalz; 1 EL in 500 ml Wasser) und Flohsamenschalen sind eine etablierte Vorgehensweise. Bittersalz und Flohsamenschalen regen die Darmbewegung an und führen zu einer Reinigung. Gelegentlich wird empfohlen, eine Darmreinigung mit Abführmitteln zu unterstützen. Eine gleichzeitige Einnahme von Heilerde zur Bindung von Mediatoren und Toxinen ist durchaus angebracht.

Enzympräparate – unterschätzte Problemlöser

Bei Verdauungsstörungen kann es sinnvoll sein, die Verdauung mit Enzympräparaten gezielt zu unterstützen. Hierzu ist es gut zu wissen, bei welchen Nahrungsbestandteilen Ihr Darm Unterstützung benötigt. Das Ernährungs-Symptom-Tagebuch hilft Ihnen dabei, Ihre persönlichen Verdauungsschwachstellen zu erkennen. Sind es Fette? Sind es Eiweiße? Sind es Kohlenhydrate?

Sobald Sie dies wissen, sind Vermeidung oder eine gezielte Enzymtherapie erfolgversprechend. Wenn durch das Tagebuch keine Schwachstellen erkennbar geworden sind, ist ein Enzym-Mischpräparat einen Versuch wert. Idealer Kombinationspartner für eine Enzymtherapie ist die Stuhlregulierung mit darmflorapflegenden wasserlöslichen Ballaststoffen mit Flohsamen.

Enzymersatztherapie aus der Apotheke

Nahrungsbestandteil	Enzym als Einzelpräparat wirksam	in Kombinationsprodukten verwendet
Kohlenhydrate Getreideprodukte Vollkorn Rohkost	Galactosidase (Oligase 600®)	Amylase, Cellulase, Hemicellulase, Maltase, Xylanase, Pectinase, Invertase (Saccharase)
Fruktose	Glucose/Xylose-Isomerase (Fructosin®, Fructaid®)	–
Laktose/ Milchprodukte	Laktase (Lactrase®)	Laktase
Gluten	Prolyloligopeptidase (Gluteostop®)	–
Eiweiß	Pepsin/Aminosäure Kombination (Enzynorm F®), Pepsin, Pepsinwein	Protease, Papain, Bromelain
Fette	Pankreatin (Lipase, Amylase, Protease) (Pankreatan®)	–
Histamin	Diaminoxidase (Daosin®)	–
Bakterien	–	Lysozym (Sibosan®)

Rezepte für einen glücklichen Darm

Gesunder Start in den Tag

Grüner Smoothie

Zubereitungszeit: 5 Min.
Zutaten für 2 Personen

- 200 g Babyspinat
- 4 Kiwis
- ½ Bio-Zitrone
- 1 EL Akazienfasern
- 500 ml Wasser

Spinat waschen und abtropfen lassen. 3 Kiwis schälen und vierteln. Die letzte Kiwi in Scheiben schneiden. Den Saft aus der Zitrone auspressen.

In einem hohen Gefäß Spinat, geviertelte Kiwis, Akazienfaser, Wasser und 2 EL Zitronensaft fein pürieren. Smoothie in Gläser füllen und mit den Kiwischeiben garniert servieren.

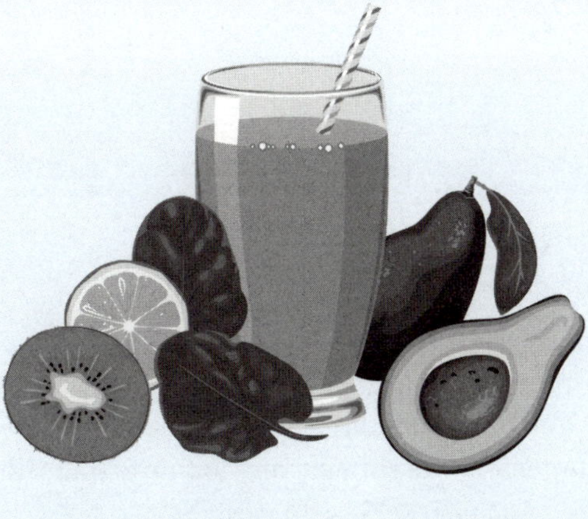

Buntes Kokos-Müsli

Zubereitungszeit: 15 Min.
Zutaten für 2 Personen

- 80 g Erdbeeren
- 80 g Blaubeeren
- 4 EL Haferflocken
- 8 EL Buchweizenflocken
- 250 ml Kokosdrink
- 2 TL Kokosflocken

Erdbeeren und Blaubeeren abbrausen, trocken tupfen und das Grün von den Erdbeeren schneiden. Große Erdbeeren in mundgerechte Stücke schneiden.

Das Obst auf zwei Schälchen verteilen, ebenso die Hafer- und Buchweizenflocken verteilen. Kokosdrink dazugeben. Umrühren, mit Kokosraspeln bestreuen und sofort servieren.

Winter-Müsli

Zubereitungszeit: 15 Min.
Zutaten für 2 Personen

- 2 Kiwis
- 1 Orange
- 1 Banane
- 250 g lactosefreier Naturjoghurt (3,5 % Fett)
- 10 EL Haferflocken
- Zimt

Kiwis und Orange schälen und würfeln. Banane schälen und in Scheiben schneiden. Zusammen mit Joghurt, Haferflocken und Zimt mischen. Auf zwei Schüsseln verteilen.

Knäckebrot mit Frischkäse

Zubereitungszeit: 10 Min.
Zutaten für 2 Personen

- 4 Scheiben glutenfreies Knäckebrot
- 50 g lactosefreier Frischkäse
- 2 Möhren
- 2 EL Mungobohnensprossen
- etwas Sojasauce

Knäckebrotscheiben mit dem Frischkäse bestreichen. Möhren waschen, putzen und raspeln. Sprossen abbrausen und trocken tupfen, dann mit der Sojasauce unter die Möhrenraspel mischen. Die Möhrenraspel-Mischung auf dem Frischkäse verteilen.

Hirse-Salat »to go«

Zubereitungszeit: 30 Min.
Zutaten für 4 Personen

- 400 ml Gemüsebrühe
- 180 g Hirsecouscous
- 2 rote Paprikaschoten
- 300 g Gurke
- ¼ Bund Petersilie
- 200 g Kichererbsen (aus der Dose)
- 1 Bio-Zitrone
- 3 EL Olivenöl
- ½ TL brauner Zucker
- ½ TL gemahlener Kreuzkümmel
- ¼ TL Paprika, edelsüß
- Salz
- weißer Pfeffer
- 200 g lactosefreier Schafskäse

Hirsecouscous in Gemüsebrühe aufkochen und ausquellen lassen. Paprikaschoten putzen, waschen und fein würfeln. Gurke waschen und würfeln. Petersilie waschen, Blätter von den Stielen zupfen und grob hacken. Kichererbsen auf einem Sieb abgießen und mit Wasser spülen, abtropfen lassen.

Hirsecouscous, Paprika, Gurke, Petersilie und Kichererbsen vermengen.

Zitrone halbieren und auspressen. Aus Zitronensaft, Olivenöl, Zucker, Kreuzkümmel, Paprika, Salz und Pfeffer ein Dressing herstellen. Über die vorbereiteten Zutaten geben und vermengen. Schafskäse mit einer Gabel zerbröckeln und den Salat auf vier Weckgläser verteilen.

Sauerteig aus Roggenmehl

Zubereitungszeit: 4 Tage
Zutaten für Roggensauerteigbrot

- 350 g Roggenmehl Type 1150
- 350 ml Wasser, lauwarm

100 g Mehl mit 100 ml lauwarmem Wasser in einer großen Schüssel ordentlich miteinander verrühren und 12 Stunden abgedeckt ruhen lassen. Ist die Zeit um, nochmals umrühren und weitere 12 Stunden ruhen lassen.

Am darauffolgenden Tag 50 g Mehl und 50 ml lauwarmes Wasser zum Teig geben und wieder ordentlich verrühren und abgedeckt im Raum stehen lassen.

Nach 24 Stunden sollte die Masse säuerlich und nach Hefe riechen. Erneut 100 g Mehl und 100 ml lauwarmes Wasser hinzugeben und wieder 12 Stunden ruhen lassen.

Erneut durchrühren und für weitere 12 Stunden ruhen lassen. Jetzt sollte der Sauerteig noch intensiver nach Hefe und saurer Milch riechen.

Ein weiteres Mal 100 g Mehl und 100 ml Wasser hinzugeben und den Sauerteig 24 Stunden ruhen lassen. Jetzt ist der Sauerteig, also das Anstellgut, um Sauerteigbrote zu backen, fertig.

Zum Backen

Wenn Sie das erste Sauerteigbrot backen, zuvor 100 g vom Anstellgut abfüllen und es in den Kühlschrank geben. Vor der Verwendung für ein nächstes Brot 12 Stunden vorher rausstellen und wieder füttern.

Roggenvollkornbrot

Zubereitungszeit: 30 Min. + 120 Min. Ruhezeit + 50–60 Min. backen

- ca. 600 g Sauerteig (Anstellgut s. Rezept oben)
- 350 g lauwarmes Wasser
- 450–500 g Roggenvollkornmehl
- 25 g Akazienfaserpulver
- 10 g Salz

Alle Zutaten in eine Rührschüssel geben und mit den Knethaken oder Kochlöffel vermengen.

Mit einem Tuch abdecken und für 60–90 Min. bei Raumtemperatur ruhen lassen. Nach der Ruhezeit den Teig auf eine mit Roggenvollkornmehl bestäubte Arbeitsfläche geben und das Mehl leicht einkneten. Anschließend den Teig in eine Backform legen und großzügig mit Roggenvollkornmehl bestäuben.

Teig so lange bei Raumtemperatur stehen lassen, bis sich auf der Oberfläche kleine, feine Risse bilden. Dies kann 30–60 Min. dauern.

Backofen auf 250 °C vorheizen. Brot einschieben und die Ofentemperatur auf 200 °C reduzieren. Das Brot für 50–60 Min. knusprig ausbacken. Direkt nach dem Backen das Brot auf einem Gitter auskühlen lassen.

PRAXISTIPP: Roggenbrote sind erst nach mind. 12 Std. Auskühlzeit gut verträglich. Nicht vorher essen!

Herzhaftes mit Gemüse

Mediterrane Gemüsesuppe

Zubereitungszeit: 40 Min.
Zutaten für 2 Personen

- 500 g gemischtes Gemüse (z. B. Karotten, Fenchel, Staudensellerie, Brokkoli, grüne Stangenbohnen)
- 200 g Kartoffeln
- 2 EL Olivenöl
- 600 ml Gemüsebrühe
- 2 große Tomaten
- 150 g Kichererbsen (aus der Dose)
- ¼ Bund Petersilie
- Salz
- Pfeffer
- 2 EL geriebener Parmesan

Gemüse waschen, putzen bzw. schälen und klein schneiden. Kartoffeln waschen, schälen und würfeln.

Öl in einem Topf erhitzen, Gemüse und Kartoffeln hinzufügen und andünsten. Die Brühe angießen, aufkochen und alles 15 Min. köcheln.

Tomaten überbrühen, häuten, halbieren, Stielansatz und Kerne entfernen, das Fruchtfleisch würfeln. Die Kichererbsen abgießen und abtropfen lassen. Beides dazugeben und etwa 10 Min. offen weiterkochen lassen. Petersilie waschen, abzupfen, hacken und in die Suppe rühren. Mit Salz und Pfeffer würzen. Mit Parmesan bestreut servieren.

Petersiliensuppe

Zubereitungszeit: 45 Min.

Zutaten für 2 Personen

- 250 g mehlig kochende Kartoffeln
- 1 Pastinake oder Petersilienwurzel
- 1 EL Kokosöl
- 500 ml Gemüsebrühe
- 40 g glatte Petersilie
- 120 ml Sojacreme
- Salz, Pfeffer
- gerieb. Muskatnuss
- Saft von ½ Bio-Zitrone

Kartoffeln waschen, schälen und grob würfeln. Pastinake/Petersilienwurzel waschen, schälen und fein würfeln. Öl in einem Topf schmelzen und Pastinake/Petersilienwurzel und Kartoffeln darin andünsten. Brühe dazugießen, aufkochen und bei mittlerer Hitze zugedeckt ca. 20 Min. garen.

Inzwischen die Petersilienblättchen von den Stängeln zupfen und in ein Sieb geben. Mit kochendem Wasser übergießen, mit kaltem Wasser abschrecken, ausdrücken und grob hacken.

Die Suppe pürieren. Petersilie mit einem Teil der Suppe in ein hohes Gefäß geben und ebenfalls pürieren. Die Petersilienmischung mit der Sojacreme in die Suppe rühren. Mit Salz, Pfeffer, geriebener Muskatnuss und einigen Spritzern Zitronensaft abschmecken.

Penne mit Aubergine

Zubereitungszeit: 40 Min.
Zutaten für 2 Personen

- 500 g Aubergine
- Salz
- Pfeffer
- 200 g glutenfreie Penne z. B. aus Vollkornreismehl oder Maismehl
- 4 Tomaten
- 100 g Cocktailtomaten
- 2 EL Olivenöl
- 1/2 TL getrockneter Oregano
- 50 g entsteinte schwarze Oliven
- 4 Stiele glatte Petersilie
- 150 g lactosefreier Feta

Den Ofen auf 200 °C vorheizen. Auberginen waschen, Stielansatz entfernen und in 2 cm große Würfel schneiden. Auf einem mit Backpapier ausgelegten Backblech verteilen, dann mit Salz und Pfeffer würzen und auf der mittleren Schiene etwa 15–20 Min. hellbraun rösten.

Penne nach Packungsanleitung in leicht gesalzenem Wasser garen. Tomaten waschen, vierteln und würfeln. Die Cocktailtomaten waschen, von Stielansätzen befreien und halbieren. Olivenöl in einer Pfanne erhitzen und Tomaten darin zu einer Sauce kochen und mit Salz, Pfeffer und Oregano würzen. Weiter köcheln lassen und die Cocktailtomatenhälften, Auberginenwürfel und schwarzen Oliven zugeben und darin erhitzen.

Nudeln abgießen und unter die Sauce mischen. Blätter der Petersilie fein hacken. Feta würfeln. Nudelgericht anrichten und mit Petersilie und Feta bestreuen.

Ofenkartoffeln im Karottenbeet

Zubereitungszeit: 40 Min. + 30 Min. backen
Zutaten für 2 Personen

- 500 g violette, orangefarbene und gelbe Karotten
- 800 g Kartoffel
- 1/2 Lauchstange (nur grüner Teil)
- 2 EL Rapsöl
- 2 TL Kreuzkümmel
- Salz
- schwarzer Pfeffer
- 1 Bio-Zitrone
- 20 g Sonnenblumenkerne

Karotten waschen und schälen. Je nach Stärke halbieren oder vierteln, dann in 3 cm lange Stücke schneiden. Die Kartoffeln waschen, schälen und in Spalten schneiden. Lauch waschen, putzen und das Grün in 5 cm lange Streifen schneiden. Backofen auf 200 °C vorheizen. Mit Rapsöl ein Backblech einpinseln und mit Kreuzkümmel bestreuen. Die vorbereiteten Kartoffeln und das Gemüse darauf verteilen. Salzen und pfeffern und für etwa 20 Min. im Ofen garen lassen.

Zitrone in Scheiben schneiden und zusammen mit den Sonnenblumenkernen dazugeben. Das Ganze für weitere 10 Min. im Backofen backen.

Omelett mit Brokkoli

Zubereitungszeit: 25 Min.
Zutaten für 2 Personen

- 180 g Brokkoli
- 200 g Cocktailtomaten

- Salz
- 20 Basilikumblätter
- 5 Eier
- 4 EL Sojadrink
- weißer Pfeffer
- 1 EL Olivenöl

Brokkoli waschen, putzen und in kleine Röschen schneiden. Diese in leicht gesalzenem Wasser 5 Min. blanchieren. Tomaten waschen, trocken tupfen und halbieren. Basilikum waschen und trocken tupfen. Eier mit Sojadrink verrühren und kräftig mit Salz und Pfeffer würzen.

Das Öl in einer beschichteten Pfanne erhitzen. Die Eiermasse in die Pfanne geben. Tomatenhälften, Brokkoli und Basilikum darauf verteilen. Die Masse stocken lassen. Das Omelett wenden und beidseitig goldbraun braten. Mittig durchschneiden und servieren.

Kürbis-Stangenbohnen-Curry

Zubereitungszeit: 40 Min.
Zutaten für 2 Personen

- 15 g Ingwer
- 300 g festkochende Kartoffeln
- 300 g Hokkaidokürbis
- 200 g tiefgefrorene grüne Stangenbohnen
- 2 EL Olivenöl
- 1 TL Curry
- ½ TL Kreuzkümmel
- 250 ml Gemüsebrühe
- 200 ml Kokosmilch (aus der Dose)
- Salz
- ½ Bio-Zitrone

Ingwer schälen und fein würfeln. Kartoffeln schälen, Kürbis waschen und entkernen. Beides in etwa 1 cm große Würfel schneiden. Bohnen antauen lassen.

Ingwer, Kartoffeln und Kürbis im Öl in einem Topf ca. 5 Min. anbraten. Mit Curry und Kreuzkümmel bestäuben, kurz unterrühren und dann die Brühe dazugießen. Alles aufkochen und offen bei mittlerer Hitze ca. 12 Min. köcheln lassen. Dann die Bohnen dazugeben und Kokosmilch unter das Gemüse rühren, weitere 5 Min. köcheln. Das Curry nochmals aufkochen und eventuell mit Salz abschmecken. Zitrone in Spalten schneiden, zum Curry servieren.

Selbstgemachte Gnocchi mit Babymöhren

Zubereitungszeit: 60 Min.

Zutaten für 2 Personen

- 1 Bund Babymöhren
- 600 g Kartoffeln (mehligkochend)
- Salz
- 1 Ei
- 60 g Kartoffelmehl
- gerieb. Muskatnuss
- 4 EL lactosefreie Butter
- 1 Handvoll Salbeiblätter

Die Möhren waschen, putzen und in leicht gesalzenem Wasser 8–10 Min. dünsten.

Kartoffeln in der Schale in leicht gesalzenem Wasser 20 Min. kochen. Heiß pellen und durch eine Kartoffelpresse drücken, 5 Min. ausdampfen lassen. Mit dem Ei und Mehl so lange verkneten, bis der Teig nicht mehr klebt. Den Teig mit ½ TL Salz und einer kräftigen Prise Muskat würzen.

Die Arbeitsfläche mit Mehl bestreuen. Den Kartoffelteig zu langen, daumendicken Rollen formen, in etwa 2 cm lange Stücke schneiden und mit einer Gabel leicht flach drücken. Die Gnocchi portionsweise etwa 2 Min. in heißem Wasser ziehen lassen. Butter erhitzen, dabei leicht braun werden lassen. Den Salbei mit den Gnocchi und Babymöhren in der Butter schwenken. Auf zwei Tellern anrichten.

Bunte Tofuspieße mit Sojasauce und Reis

Zubereitungszeit: 30 Min.
Zutaten für 2 Personen

- 100 g Vollkornreis
- Salz
- 200 g Räuchertofu
- 1 gelbe Paprikaschote
- 1 Zucchini
- 8 Cocktailtomate
- 4 EL Sojasauce
- weißer Pfeffer
- gemahlener Koriander
- 10 Zweige glatte Petersilie
- 2 EL Rapsöl

Vollkornreis nach Packungsanleitung in leicht gesalzenem Wasser garen.

Den Räuchertofu in 12 Würfel schneiden. Das Gemüse waschen und trocken tupfen. Die Paprika putzen und in Vierecke schneiden. Die Zucchini länglich in sehr dünne Scheiben schneiden. Je einen Tofuwürfel, ein Stück Paprika und eine mit Zucchinistreifen umwickelte Cocktailtomate auf einen Bambusspieß stecken. Mit der Sojasauce beträufeln, mit Pfeffer und Koriander würzen. Petersilienblätter waschen, trocken schütteln und grob hacken.

Das Öl in einer Pfanne erhitzen und die Spieße darin von allen Seiten braten. Vor dem Servieren mit Petersilie bestreuen.

Gemüse-Wok mit Buchweizenspaghetti

Zubereitungszeit: 40 Min.
Zutaten für 2 Personen

- 150 g Buchweizenspaghetti
- Salz
- 1 TL geröstetes Sesamöl
- 100 g Tofu
- 20 g Ingwer
- 1 Stange Lauch (grüner Teil)
- 2 Karotten
- 1 rote Spitzpaprika
- 2 EL Rapsöl
- 1 TL gemahlener Koriander
- 1/2 TL Kurkuma
- 100 ml Gemüsebrühe
- Salz
- weißer Pfeffer

Spaghetti in einem Topf in reichlich kochendem Salzwasser nach Packungsanleitung bissfest garen. Anschließend in ein Sieb abgießen, abtropfen lassen und mit geröstetem Sesamöl mischen.

Tofu trocken tupfen und in Streifen schneiden. Ingwer schälen und fein würfeln. Den grünen Teil vom Lauch abschneiden, putzen, längs aufschneiden, gründlich waschen und schräg in etwa ½ cm dicke Streifen schneiden. Karotten putzen, schälen und schräg in Scheiben schneiden. Paprika längs halbieren, putzen, waschen und klein würfeln. Tofu und Ingwer im Wok im heißen Rapsöl ca. 3 Min. anbraten. Gemüse hinzufügen und weitere 3 Min. mitbraten. Mit Koriander und Kurkuma bestäuben und unterrühren. Alles mit Brühe ablöschen und bei geschlossenem Deckel bei schwacher Hitze weitere 5 Min. garen. Mit Salz und Pfeffer abschmecken. Spaghetti unterheben, alles nochmal kurz erhitzen und auf zwei Tellern verteilen.

Zucchini-Quinoa-Schnitten

Zubereitung: 25 Min. + 35 Min. backen
Zutaten für 4 Personen

- 800 g Zucchini
- Salz
- 10 Zweige glatte Petersilie
- 3 Tomaten
- 6 Eier
- 200 g Magerquark
- 80 ml Olivenöl
- 80 g Maismehl
- weißer Pfeffer
- Muskat
- 100 g geriebener Gouda
- 3 El gepuffte Quinoa

Backofen auf 180 °C vorheizen. Zucchini waschen, putzen und in eine Schüssel reiben. Die Raspel ausdrücken und salzen. Petersilie waschen, trocken schütteln, Blätter von den Stielen zupfen und fein hacken. Tomaten waschen, vierteln, entkernen und würfeln.

Aus Eiern, Quark, Olivenöl, Mehl eine Masse rühren, mit Salz, Pfeffer und Muskat abschmecken. Geriebenen Gouda, Quinoa, Zucchiniraspel und Tomaten nacheinander unterrühren.

Eine Auflaufform (20 x 30 cm) mit Backpapier auslegen. Masse einfüllen und auf mittlerer Schiene etwa 35 Min. backen. In 8 Stücke schneiden und servieren.

Herzhaftes mit Fleisch und Fisch

Gefächerte Ofenkartoffeln

Zubereitungszeit: 40 Min. + 45 Min. backen

Zutaten für 2 Personen

- 4 große Kartoffeln
- 25 g Butter
- 60 g Bacon
- Salz
- Pfeffer
- 1 Bund Schnittlauch
- 200 g lactosefreier Schmand
- 2 Scheiben Raclettekäse (in der Regel lactosefrei)
- 2 Stiele Thymian

Kartoffeln waschen. Jede Kartoffel mit einem Messer quer dünn einschneiden, aber nicht ganz durchschneiden. Kartoffelfächer auf ein mit Backpapier ausgelegtes Backblech setzen.

Butter schmelzen. Bacon vierteln und in jede zweite oder dritte Kartoffelfalte stecken. Kartoffeln mit Salz und Pfeffer würzen, mit etwas Butter bepinseln. Kartoffeln im auf 200 °C vorgeheizten Backofen auf unterer Schiene ca. 40 Min. backen.

Inzwischen Schnittlauch waschen und in feine Ringe schneiden. Röllchen mit Schmand verrühren. Mit Salz und Pfeffer abschmecken.

Raclettekäse in je 6 Stücke schneiden. Thymian waschen, Blättchen von den Stielen abzupfen. Kartoffeln aus dem Ofen nehmen. Raclette und Thymian in die übrigen Falten stecken. Kartoffeln mit restlicher Butter bepinseln. Bei gleicher Temperatur weitere ca. 5 Min. überbacken. Herausnehmen und servieren, Schmand-Dip dazu reichen.

Marinierte Hähnchenbrust

Zubereitungszeit: 30 Min. + mind. 30 Min. marinieren

Zutaten für 2 Personen

- 2 Hähnchenbrustfilets à 125–150 g
- 1 unbehandelte Zitronen
- 3 EL Olivenöl
- 1 EL brauner Zucker
- ½ TL Paprika, edelsüß
- ¼ TL gemahlener Koriander
- wenig weißer Pfeffer
- 4 Zweige frischer Salbei
- Salz

Hähnchenbrustfilets kalt abspülen, trocken tupfen und in eine Schale legen. Die Zitrone waschen und in zwei Hälften schneiden, eine davon auspressen und den Saft in eine kleine Schüssel gießen, nach und nach 2 EL Olivenöl und den Zucker, Paprika, Koriander, Pfeffer einrühren. Den Salbei abbrausen, trocken schütteln und zupfen. Die Hälfte des Salbeis zur Marinade geben. Zum Schluss die Marinade mit Salz kräftig würzen, über das Hähnchenfleisch gießen und zugedeckt mind. 30 Min. im Kühlschrank marinieren.

Die andere Zitronenhälfte in Stücke schneiden und beiseitestellen.

Die Hähnchenfilets aus der Marinade nehmen, etwas abtupfen und in der Pfanne im restlichen Olivenöl anbraten. Die Zitronenmarinade vorsichtig dazugießen und die Hähnchenfilets bei reduzierter Hitze zugedeckt etwa 12 Min. gar ziehen lassen.

Die Zitronenstückchen und den restlichen Salbei 3 Min. vor Garzeitende auf den Hähnchenbrustfilets verteilen.

Fusilli mit Putenstreifen und Mangold

Zubereitungszeit: 30 Min. + mind. 30 Min. marinieren

Zutaten für 2 Personen

- 250 g Putenbrust
- 3 EL Olivenöl
- 2 EL Sojasauce
- 1 TL Maisstärke
- etwas weißer Pfeffer
- 150 g glutenfreie Fusilli
- 400 g Mangold
- 1 Stück Ingwer (2 cm)
- Saft von einer ½ Zitrone
- 150 ml Gemüsebrühe
- Salz

Putenbrust waschen, trocken tupfen und in Streifen schneiden. 1 EL Öl mit Sojasauce und der Stärke verschlagen und mit weißem Pfeffer würzen. Die Putenstreifen mindestens 30 Min. im Kühlschrank marinieren. Fusilli nach Packungsanweisung kochen.

Anschließend Mangoldblätter waschen, putzen und in breite Streifen und die Stiele in Stifte schneiden. Den Ingwer schälen und fein hacken.

Restliches Öl erhitzen. Putenbruststreifen darin anbraten. Den Ingwer, den Mangold und die Fusilli dazugeben und anschließend mit dem Zitronensaft ablöschen. Mit Gemüsebrühe aufgießen und aufkochen. Zum Schluss mit Salz und Pfeffer abschmecken.

Kabeljau auf Gemüsebeet

Zubereitungszeit: 30 Min. + mind. 30 Min. marinieren
Zutaten für 2 Personen

- 500 g gelbe Zucchini
- 150 g rote Paprika
- 20 g Ingwer
- 2 Zitronen
- 350 g Kabeljaufilets
- 2 EL Rapsöl
- 150 ml Kokosmilch
- 125 ml Gemüsebrühe
- Salz
- ½ Bund Koriander

Zucchini waschen und in Scheiben schneiden. Paprika waschen, entkernen und fein würfeln. Ingwer schälen und fein hacken. Etwas Zitronenschale abreiben, Zitrone auspressen. Kabeljaufilets waschen, trocken tupfen und in mundgerechte Stücke schneiden. Jeweils die Hälfte des Zitronenabriebs und des Ingwers miteinander vermengen. Den Fisch mit dieser Paste einreiben, einige Minuten einwirken lassen.

Öl in einem Topf erhitzen und Zucchini, Paprika und Ingwer darin anschwitzen. Mit Kokosmilch, Gemüsebrühe, Zitronenabrieb und der Hälfte des Zitronensaftes ablöschen. 5 Min. köcheln lassen und mit Salz abschmecken.

Kabeljaufilets in einer heißen Pfanne mit Öl von jeder Seite 2–3 Min. anbraten. Zitronensaft über den Fisch träufeln und mit etwas Salz abschmecken.

Koriander hacken, unter das Gemüse heben und zusammen mit den Kabeljaufilets in zwei tiefen Tellern anrichten.

Lachs mit Süßkartoffel

Zubereitungszeit: 30 Min. + mind. 30 Min. backen

Zutaten für 2 Personen

- 500 g Süßkartoffeln
- ½ rote Paprikaschote
- 1 gelbe Paprikaschote
- 4 EL Olivenöl
- Salz
- schwarzer Pfeffer
- 250 g Lachsfilet
- ½ TL gemahlener Kreuzkümmel
- 2 Handvoll Babyspinat

Den Backofen auf 200 °C vorheizen. Süßkartoffeln schälen und würfeln. Die Paprikaschoten putzen und grob würfeln. Beides in einer Schüssel mit 2 EL Öl, Salz und Pfeffer mischen und auf einem mit Backpapier ausgelegten Backblech verteilen. 25–30 Min. im Ofen garen.

Lachs abbrausen und trocken tupfen. Nachdem das Gemüse etwa 15–20 Min. im Ofen war, den Lachs mit Kreuzkümmel, Salz und Pfeffer würzen. Das restliche Öl in einer Pfanne erhitzen und den Fisch darin 3 Min. braten. Den Spinat waschen, verlesen und trocken schütteln. Wenn das Gemüse gar ist, das Blech aus dem Ofen nehmen, das Gemüse umfüllen und den Spinat direkt auf das heiße Blech geben und solange mit einem Pfannenwender wenden, bis er zusammengefallen ist. Leicht salzen. Spinat und übriges Gemüse auf Teller geben und den Lachs daraufsetzen.

Süßes gefällig?

Ananas-Carpaccio mit Minzpaste und Kokos

Zubereitungszeit: 30 Min.
Zutaten für 3–4 Personen

- 1 reife Ananas
- 4 frische Minzzweige
- 2 EL brauner Zucker
- 2 EL Kokosöl
- Schalenabrieb einer ½ Bio-Zitrone
- 2 EL Kokosflocken

Von der Ananas die beiden Enden mit einem großen Messer abschneiden, aufstellen und die restliche Schale ebenfalls wegschneiden. Von der Frucht möglichst dünne Scheiben wie für ein Carpaccio herunterschneiden. Dabei beachten, dass die Mitte der Ananas, also der Kern, nicht aufgeschnitten wird, da er sehr hart und faserig ist.

Den Backofen auf 180 °C vorheizen. Die Ananasscheiben auf ein Blech mit Backpapier legen und für 10 Min. im Ofen leicht garen lassen.

Währenddessen Minzzweige waschen und die Blätter abzupfen. Mithilfe eines Mörsers Minzblätter, Zucker, Kokosöl und Schalenabrieb von einer Zitrone zu Paste verarbeiten.

Die Ananasscheiben noch heiß mit der Minzpaste bestreichen und lauwarm mit Kokosflocken bestreuen. Durch das Erhitzen wird die Ananas sehr intensiv im Geschmack und ist viel besser verträglich.

Orangen-Blaubeer-Teller

Zubereitungszeit: 20 Min.
Zutaten für 4 Personen

- 4 Orangen
- 150 g Blaubeeren
- 2 Minzzweige
- 1 TL Zimt

Orangen auf ein Holzbrett stellen und die Schale mit weißer Haut abschneiden. Je eine Orange auf einem kleinen flachen Teller in Scheiben schneiden und darauf verteilen. Blaubeeren waschen und trocken tupfen. Minze waschen, Blätter von den Stielen zupfen, waschen, trocken tupfen. Orangenscheiben mit Zimt bestreuen, Blaubeeren darauf verteilen und mit Minzblättern dekorieren.

Kiwi-Kokos-Eis

Zubereitungszeit: 20 Min. + 24 Std. gefrieren
Zutaten für 4 Personen

- 4 Kiwis
- 20 g Puderzucker
- 250 g Kokos-ghurt (kein Milchprodukt)
- 1 TL Kokosraspeln

Kiwis schälen, in Stücke schneiden und in einer flachen Dose vereinzelt 24 Std. einfrieren, sodass die Kiwistücke nicht als Klumpen einfrieren.

Gefrorene Kiwistücke mit Puderzucker in einen Mixer geben und pürieren, in das Kiwimus den Kokos-ghurt einrühren. In Schälchen portionieren und mit Kokosraspeln garnieren.

Soja-Käsekuchen mit Blaubeeren

Zubereitungszeit: 30 Min. + 60 Min. backen
Zutaten für Pieform (23 cm Durchmesser)

- 175 g Dinkelmehl Type 1050
- 80 ml Kokosöl
- 50 g brauner Zucker
- 1 TL Weinsteinbackpulver
- 2 EL Wasser
- 1 kleine Bio-Zitrone
- 200 g Blaubeeren
- 250 g Seidentofu
- 100 g Sojacreme
- 25 ml Kokosöl
- 50 g brauner Zucker
- ½ Pck. Vanillekochpuddingpulver, glutenfrei
- 2 kleine Eier
- 200 g Blaubeeren

Mehl, Öl, Zucker, Backpulver und Wasser mit den Händen zu einer Teigkugel verkneten. Eine gefettete Pieform an Boden und Rand mit dem Teig auskleiden.

Für die Füllung Zitrone waschen und abreiben und Schale von der Zitrone raspeln. Blaubeeren waschen, verlesen und abtropfen lassen, leicht mit einer Gabel anstechen. Seidentofu, Sojacreme, Öl, Zucker, Puddingpulver, Eier und Zitronenschale zu einer cremigen Masse schlagen. Auf dem Boden verteilen. Die Blaubeeren zum Schuss darauf verteilen.

Im vorgeheizten Ofen bei 180 °C Ober- und Unterhitze auf mittlerer Schiene ca. 45 Min. backen. Danach die Ofentür einen Spalt öffnen und auskühlen lassen.

Himbeer-Haferflocken-Kuchen

Zubereitungszeit: 40 Min. + 50 Min. backen
Zutaten für 12 Stücke (Springform 24 cm)

- 200 g Dinkelmehl Type 1050
- 1 EL brauner Zucker
- 100 ml Rapsöl
- 3 EL Wasser
- 500 g Himbeeren
- 3 Eier
- 40 g Zucker
- 1 EL Kartoffelmehl
- 50 g feine Haferflocken
- 100 g geschälte und gemahlene Mandeln
- 50 ml Sahne

Backofen auf 180 °C vorheizen. Für den Teig Mehl mit Zucker, Öl und etwa 3 EL Wasser vermengen und zu einer Teigkugel verkneten. Falls der Teig zu trocken ist, noch etwas Wasser zugeben. Springform mit Backtrennpapier auslegen, Teig auf einer leicht bemehlten Arbeitsfläche ausrollen, in die Form legen und ringsherum etwa einen 3 cm hohen Rand ziehen. Den Teig mit einer Gabel mehrfach einstechen, mit Backtrennpapier abdecken und mit getrockneten Bohnen beschweren. Den Boden auf mittlerer Schiene etwa 10 Min. backen, dann aus dem Ofen nehmen. Bohnen und oberes Backpapier entfernen.

Inzwischen für den Belag Himbeeren abbrausen. Die Eier trennen. Eigelbe mit Zucker, Speisestärke und Haferflocken verrühren. Mandeln und Sahne daruntermischen. Eiweiße steif schlagen, unter die Eiercreme heben. Himbeeren auf dem Boden verteilen. Guss darübergeben und das Ganze nochmals 40 Min. auf mittlerer Schiene backen.

Quarkbrötchen mit Akazienfaser

Zubereitungszeit: 20 Min. + 20 Min. backen
Zutaten für 10 Brötchen

- 350 g Dinkelvollkornmehl
- 25 g Akazienfaserpulver
- ½ TL Salz
- 3 TL Backpulver
- 200 g lactosefreier Magerquark
- 50–100 ml lactosefreie Buttermilch
- 70 ml Olivenöl
- 1 Ei

Mehl mit Akazienfaserpulver, Salz und Backpulver mischen. Quark, Buttermilch, Öl und Ei dazugeben und mit den Knethaken des Handmixers zu einem glatten Teig verkneten.

Teig in 10 gleich große Stücke teilen, zu Kugeln formen und flach drücken, mit dem Messerrücken Furchen eindrücken. Auf ein mit Backpapier ausgelegtes Backblech setzen. Im vorgeheizten Backofen bei 180 °C für etwa 20 Min. backen.

Die Lebensqualität steigern

Die Symptome eines Leaky Gut können manchmal sehr hartnäckig sein. Wenn trotz Basismaßnahmen und eher spezielleren Maßnahmen die Beschwerden bleiben, besteht oft der verständliche Wunsch, mit weiteren Schritten die Beschwerden zu kontrollieren und die eigene Lebensqualität zu steigern. Über diese Wege wollen wir nun reden.

Es ist gar nicht so einfach, sich im Labyrinth der Powerpillen und Wunderelixiere zurechtzufinden. Der goldene Weg ist es, sich mit einer gesunden Ernährung ausreichend mit Nährstoffen, Vitaminen, Salzen und Spurenelementen zu versorgen und auf einen stressfreien Lebensstil zu achten. Ohne Ernährungsumstellung und ohne Lebensstilveränderungen ergeben Nahrungsergänzungsmittel allerdings wenig Sinn. Damit Heilung eintreten kann, sollte zunächst die Ursache behandelt werden. Das reine Herumflicken an Symptomen und der Versuch, Symptome nur mit Präparaten in den Griff zu bekommen, endet regelmäßig in Frustration, ganz zu schweigen von den unnötigen Kosten. Manchmal besteht nach der Optimierung von Ernährung und Lebensstil zusätzlich der Wunsch, der Darmgesundheit und dem Wohlbefinden mit Präparaten auf die Sprünge zu helfen. Manche Präparate sind durchaus auch wissenschaftlich vertretbar, andere aber nicht. Im Folgenden finden Sie Informationen zu den gängigen Präparaten.

Gängige Nahrungsergänzungsmittel

Die Bewertungsmaßstäbe sind hierbei die wissenschaftliche Evidenz, der Wirkmechanismus und die Wirksamkeit im Einsatz. Lassen Sie diese Maßstäbe auch zu Ihren Maßstäben werden. Marketingbasierte Heilsversprechen oder vielversprechende

Blogs über wundersame Heilungen sollten kritisch hinterfragt werden.

Es ist übrigens nicht sinnvoll, alles auf einmal zu probieren. Empfohlen ist ein geordnetes, schrittweises Vorgehen. Wenden Sie einzelne Maßnahmen konsequent an und entscheiden Sie nach jeweils ca. vier Wochen, ob die gewählte Maßnahme erfolgreich oder erfolglos war. Erfolgreiche Maßnahmen werden fortgesetzt, erfolglose Maßnahmen werden beendet. Sofern noch Restbeschwerden bestehen, wird das teilweise Erfolgreiche fortgeführt und schrittweise eine weitere Maßnahme ergänzt. Auf diese Weise erarbeiten Sie sich Ihre individuell erfolgreiche Therapie.

Präbiotika

Als Präbiotika werden unverdauliche Nahrungsbestandteile bezeichnet, die das Wachstum einer günstigen, bifidobakterienreichen und laktobazillenreichen Darmflora fördern. Knoblauch, Zwiebeln, Chicorée, Artischocken und Topinambur sind einige Beispiele für präbiotikareiche Lebensmittel, sodass es hierfür nicht unbedingt spezielle Präparate braucht. Regelmäßiger Verzehr wirkt sich sehr positiv aus. Aber bitte nicht übertreiben! Eine zu gut gepflegte Darmflora neigt auch dazu, reichlich Darmgas zu produzieren. Hier sollten Sie Ihre Toleranzschwelle selbst herausfinden, sonst fördern Sie die Beschwerden, die Sie eigentlich loswerden wollen.

Die wichtigsten Präbiotika sind Inulin, Pektin, Oligofruktose und resistente Stärken.

Viel Inulin ist in Chicorée, Artischocken, Knoblauch, Zwiebeln, Lauch, Schwarzwurzeln, Spargel, Topinambur, Pastinaken und Endiviensalat enthalten. Pektin ist vor allem in Äpfeln, Birnen, Aprikosen und Karotten enthalten. Oligofruktose findet sich in Roggen, Hafer, Zwiebeln, Knoblauch, unreifen Bananen, Tomaten und Spargel. Resistente Stärke findet sich in festen Bananen, kernigen Haferflocken, Bohnen, Linsen, Erbsen, Gerste, Vollkorn-Haferbrot, Kartoffeln (aufgekocht und wieder abgekühlt), Hirse und auch Weißbrot. Präbiotika werden in verschiedensten Präparaten zur Darmgesundheit beigefügt, als Einzelsubstanzen werden sie selten angewendet.

Wasserlösliche Ballaststoffe

Wasserlösliche Ballaststoffe sind exzellente Präbiotika und sollten daher in einer darmgesunden Ernährung nicht fehlen. Um konstant mit wasserlöslichen Lebensmitteln versorgt zu werden, bietet es sich an, diese zu supplementieren. Flohsamenschalen sind das klassische Produkt, mit dem Sie Ihren Darm mit den guten Ballaststoffen verwöhnen können. Wichtig ist, dass Sie Ihrem Darm eine ausreichende Menge und eine wirklich regelmäßige Einnahme gönnen. Ein bis drei gehäufte Esslöffel am Tag, im Müsli, im Salat oder in einem Glas Wasser, und schon nach ein paar Tagen spüren Sie einen Unterschied, den Sie nicht mehr missen wollen. Achten Sie darauf, dass es sich um geschroteten oder pulverisierten Flohsamen handelt. Nicht geschroteter Flohsamen ist weitaus weniger wirkungsvoll. Im Wasser aber nicht aufquellen lassen, sondern gleich trinken. Und für die, die den Geschmack oder die tägliche Einnahme eines Pulvers nicht mögen, gibt es Flohsamenschalen in Kapseln (z. B. Mucura®), die die regelmäßige Einnahme oftmals erleichtern und die auch die Flexibilität in der Einnahme auf Reisen und außerhalb der eigenen vier Wände ermöglichen.

Produkte mit löslichen Ballaststoffen	
Samenschalen, Ersatzmehle	Flohsamen (Psyllium), Leinsamen (geschrotet), Guarkernmehl (auch teilhydrolysiertes Guarkernmehl), Johannisbrotkernmehl
Schleimstoffe, Pflanzengummi	Akaziengummi, Karayagummi, Tragantgummi, Xanthan, Gellan, Agar-Agar
Obst	Apfel, Banane, Birne, Blaubeere, Erdbeere, Orange, Pfirsich, Trauben

Produkte mit löslichen Ballaststoffen	
Trockenobst	Aprikosen, Pflaumen
Hülsenfrüchte	Kidneybohnen, Kichererbsen, Linsen, Bohnen, weiße und rote Bohnen
Getreide	Haferflocken, Haferkleie, Roggenknäckebrot, Vollkornnudeln, Vollkornreis, Weizenkleie
Nüsse	Haselnüsse, Mandeln, Pistazien
Gemüse	Algen, Artischocke, Chicorée, Gurke, Karotte, Knoblauch, Okra, Quinoa, Quitte, Spargel, Topinambur, Zwiebel

Inulin

Das Präbiotikum Inulin reduziert den Zonulinspiegel und stärkt als Leaky-Gut-Maßnahme die Darmbarriere. Aufgrund der blähenden Eigenschaften von Inulin ist die Einnahme von größeren Mengen nicht empfohlen. Inulin wird verschiedenen prä- und probiotischen Präparaten beigemengt. Diese Beimengungen sind mit ein Grund, weshalb manche Darmgesundheitsprodukte zu starken Blähungen führen können. Ein Blick auf die Zutatenliste ist empfohlen.

Inulin/XOS

Achten Sie auf Inulin und XOS in Mischprodukten, da beide Blähungen fördern. Bei Blähungen auf Mischpräparate ohne diese Zusätze ausweichen.

Xylooligosaccharide – XOS

Xylooligosaccharide sind unverdauliche Kohlenhydrate und zählen zu den Präbiotika. Xylooligosaccharide fördern das Wachstum einer gesunden Darmflora aus Laktobazillen und Bifidobakterien. Deshalb werden Xylooligosaccharide verschiedensten Präparaten zur Darmgesundheit beigemengt und sind Bestandteil von spezifischen Präparaten zur Stärkung der Darmbarriere.

Probiotika

Probiotika sind Präparate, die lebende Keime enthalten, von denen wir ausgehen, dass sie für unsere Darmflora, für die Darmbarriere und für die Aufrechterhaltung der Eubiose vorteilhaft sind.

Probiotika werden eine vorteilhafte Wirkung auf verschiedene Darmfunktionen und die Darmbarriere nachgesagt. Im Zusammenhang mit dem Leaky Gut sind manche dieser Mechanismen von zentraler Bedeutung. Zum einen unterstützen Probiotika die Artenvielfalt der Darmflora, sie unterstützen also den Zustand der günstigen Eubiose und stärken dadurch die Darmbarriere, weil sie den Biofilm der Darmbarriere stärken. Darüber hinaus unterstützen Probiotika die Abwehrfunktion der Darmbarriere, indem sie das Immunsystem trainieren. Besonders spannend ist, dass Probiotika die Bildung von Tight Junctions fördern können und dadurch auch an der Wurzel der Leaky-Gut-Entstehung ansetzen.

Da sich die probiotischen Keime nicht dauerhaft ansiedeln, sondern nur als vorübergehende Gäste, als sogenannte Kommensalen in uns leben, verliert sich die Wirksamkeit im Laufe der Zeit. Inwiefern sich die immunsystemstärkende Wirkung hält, ist daher im Moment unklar. Das bedeutet aber nicht, dass probiotische Präparate dauerhaft eingenommen werden müssen. Ziel ist es, mit einem Behandlungszyklus, der üblicherweise einen Zeitraum von 4–12 Wochen umfasst, die Darmbarriere soweit zu kräftigen, dass sie im Anschluss daran wieder ausreichend stabil ist.

Für manche Probiotika sind günstige Effekte auf die Darmflora und die Darmbarriere in klinischen Studien exzellent belegt. Hierzu zählen Bifidobakterien, die die Darmbarriere stärken, Lactobacillen, die die Tight Junctions stärken und antiinflammatorisch wirken, sowie E. coli Stamm Nissle 1917, das die Tight Junctions stärkt, die Schleimproduktion und das Immunsystem der Darmbarriere anregt. Bei all diesen Probiotikawirkungen sind die Fähigkeiten, aktive Botenstoffe zu bilden, kurzkettige Fettsäuren zu produzieren und primäre Gallensäuren in sekundäre Gallensäuren umzuwandeln, bedeutende Mechanismen.

Die Dosierungen orientieren sich bei allen Probiotika an der Zahl vermehrungsfähiger Mikroben (CFU = koloniebildende Einheiten) und der Art der Aufbereitung (Kapsel, Pulver, Trinklösung).

Nicht jedes Probiotikum ist bei jedem in gleicher Weise hilfreich, die Wirksamkeit ist ausgesprochen variabel. Die deutsche Behandlungsleitlinie besagt, dass Probiotika eigenverantwortlich ausprobiert werden sollen und die Wirksamkeit eigenverantwortlich getroffen werden soll. Was bedeutet das für Sie praktisch? Zunächst kann ein zu den Symptomen passendes Probiotikum vier Wochen ausprobiert werden, danach wird eigenverantwortlich entschieden, ob der gewünschte Erfolg eingetreten ist. Falls ja, kann das Probiotikum weiter eingenommen werden, falls nicht, sollte auf ein anderes Probiotikum gewechselt werden. Probiotika sollten idealerweise als Probiotikakapseln oder -pulver eingenommen werden. Bei der Probiotikaauswahl ist es ratsam, sich eine Empfehlung von einer Fachperson, einem Arzt oder einem Apotheker einzuholen.

Probiotika zur Darmflorapflege

Verschiedene Probiotika haben darmflorapflegende oder darmfloraunterstützende Eigenschaften. Die Fülle der zu erwerbenden Präparate ist schier unglaublich, auch Fachkundige finden sich hier nur schwer zurecht. Zu unterscheiden gilt es, ob spezielle Krankheiten (Colitis, Reizdarm, Divertikelkrankheit) oder spezielle Beschwerden (Blähungen, Schmerzen, Durchfall, Verstopfung) gebessert werden sollen, oder ob der Wunsch besteht, die Darmflora generell zu unterstützen. Eine solche Unterstützung wird oftmals als Darmfloraaufbau bezeichnet.

Die meisten Probiotika enthalten eine oder besser mehrere Spezies von zumeist Laktobazillen oder Bifidobakterien, denn diesen Spezies werden nach heutigem Verständnis vorteilhafte Wirkungen nachgesagt. Von Bifidobakterien wissen wir, dass diese die Stuhlkonsistenz normalisieren und die Entstehung von Darmwinden reduzieren können. Beim Reizdarmsyndrom geht man davon aus, dass ein Mangel an Bifidobakterien für die Beschwerden mitverantwortlich ist.

Anwendungshinweis: Breit aufgestellte Präparate mit mehreren vorteilhaften Keimen sind hierfür geeignet. Die Einnahme erfolgt 1- bis 2-mal am Tag. Ein Behandlungszyklus sollte vier Wochen dauern und kann auf acht Wochen verlängert werden.

Probiotika zur Symptombehandlung

Für die Präparateauswahl sprechen medizinische Behandlungsleitlinien Empfehlungen aus, die sich an der wissenschaftlichen Studienlage orientieren. Diese Empfehlungen sind überschaubar gering, aber mehr gibt die Studienlage, also die höchste Stufe der wissenschaftlichen Evidenz, aktuell nicht her. Diese Keime finden Sie in der folgenden Tabelle.

Probiotika – Einsatz nach Leitsymptom	
Obstipation (Verstopfung)	Lactobacillus casei Shirota Bifidobacterium animalis ssp. lactis DN-173010 Lactobacillus reuteri Escherichia coli Stamm Nissle 1917
Blähbauch	Lactobacillus plantarum 299v Bifidobacterium animalis ssp. lactis DN-173010 Lactobacillus casei Shirota Bifidobacterium infantis 35624 Bacillus coagulans MTCC 5856 Bifidobacterium bifidum MIMBb75; HI Kombination aus Bifidobacterium longum, B. infantis, B. breve, Lactobacillus acidophilus, L. plantarum, L. bulgaricus, Streptococcus thermophilus
Diarrhö (Durchfall)	Bacillus coagulans MTCC 5856 Saccharomyces boulardii Kombinationsprobiotika vom Typ AAD

Probiotika – Einsatz nach Leitsymptom	
Schmerzen	Lactobacillus plantarum 299v Bifidobacterium infantis 35624 Lactobacillus rhamnosus GG (nur bei Kindern) Lactobacillus acidophilus NCFM Bacillus coagulans MTCC 5856 Bifidobacterium bifidum MIMBb75; HI Saccharomyces boulardii Kombinationspräparate

Probiotische Lebensmittel

Unter probiotischen Lebensmitteln werden Lebensmittel verstanden, die viele lebende Bakterien enthalten, die sich günstig auf Darmbarriere und Darmflora auswirken. Zur darmbarrierepflegenden Ernährung bei Leaky Gut oder SIBO bietet es sich an, regelmäßig probiotische Lebensmittel auf den Speiseplan zu setzen, am besten täglich. Joghurt, Kefir, Buttermilch, Käse, Kombucha, Brottrunk, Apfelessig, Sauerkraut, Kimchi oder eingelegte Gurken sind nur einige Beispiele solcher probiotischen Lebensmittel. Dabei sollten Sie allerdings einen Blick darauf haben, wie Sie was vertragen. Viele profitieren davon, für manche sind sie nicht so gut geeignet. Dann ist der Verzicht auf probiotische Lebensmittel die bessere Option.

Probiotische Joghurts

Verschiedene Joghurts enthalten verschiedenste probiotische Bakterien in unterschiedlichen Mengen. Es lohnt sich also, verschiedene Joghurts auszuprobieren, um diejenigen zu finden, mit denen Sie sich besonders gut fühlen. Joghurt lässt sich auch selbst herstellen, dies ist einfacher als gedacht. Gute Joghurtmaschinen gibt es ab 20 EUR, als Starterkultur kann ein Joghurt aus dem Supermarkt verwendet werden. Einfach und lecker!

Günstige Prä- und probiotische Lebensmittel	
Hoher Präbiotikaanteil	Äpfel, Artischocken, Ahornsirup, Aubergine, Bananen, Blaubeeren, Bohnen, Broccoli, Chiasamen, Chicorée, Chicoréewurzel, chinesischer Schnittlauch, Erbsen, Flohsamen, grüner Tee, Hafer, Haferflocken, Haferschrot, Heidelbeeren, Honig, Hülsenfrüchte, Karotten, Klettenwurzel, Knoblauch, Lauch, Leinsamen, Mandeln, Obst, Pastinaken, Roggen, Schnittlauch, Schwarzwurzeln, Spargel, Sojabohnen, Topinambur, Weizen, Weizenkleie, Zwiebeln
Hoher Probiotikaanteil	Apfelessig, Bier, Brottrunk, Buttermilch, Essiggurken, fermentierte Produkte, Ingwerbier, Honig, Hüttenkäse, Joghurt, Käse (gereift), Kefir, Kimchi (fermentiertes Gemüse), Kokosnuss-Kefir, Kombucha, Miso, Oliven, Salzgurken, Sauerkraut, Sauerteig, Tempeh, Wein Achtung: Die Produkte dürfen nicht pasteurisiert sein, damit die Bakterienkulturen aktiv bleiben.

Kontrabiotika

Kontrabiotika sind Nahrungsbestandteile, die die Anhaftung ungünstiger Keime im Darm verhindern. Verschiedene Glucane werden als Kontrabiotika angesehen. Derartige Glucane finden sich in ballaststoffreichen Lebensmitteln. Gut belegt sind diese kontrabiotischen Eigenschaften für wasserlösliche Ballaststoffe, resistente Stärke, Polyphenole und Casein. Ein weiterer Grund, weshalb Ballaststoffe, resistente Stärke und Hartkäse auf den täglichen Speiseplan gehören. Besonders reich an Kontrabiotika sind Kochbananen, Brokkoli, Cranberry, Hartkäse und Obst. Diese Lebensmittel sollten Sie in Ihre regelmäßige Ernährung integrieren.

Vitamine

Vitamin C

Vitamin C aktiviert das Immunsystem und fördert Wundheilung und Schleimhautreparatur. Aus diesem Grund ist bei Leaky Gut und SIBO eine ausreichende Vitamin-C-Versorgung wichtig. Der Vitamin-C-Tagesbedarf liegt bei 100 mg, das ist mit einer Ernährung, die reich an Obst und Gemüse ist, erreichbar.

Anwendungshinweis: Bei einem nachgewiesenen Vitamin-C-Mangel oder bei einem erhöhtem Vitamin-C-Bedarf kann ein Vitamin-C-Präparat ergänzt werden. Die Höchstgrenze von 1000 mg/Tag sollte aber nicht überschritten werden, da hohe Dosierungen die Durchlässigkeit der Darmbarriere erhöhen und damit einen Leaky Gut verursachen. Bei mehr als 1000 mg/Tag kommt es daher zu Durchfall und Bauchkrämpfen.

Biotin (Vitamin B_7/Vitamin H)

Das Vitamin Biotin gehört zur Gruppe der wasserlöslichen B-Vitamine und ist für schnell regenerierende Schleimhäute wie die Darmschleimhaut sehr wichtig. Weil Vitamin B_7 auch für Haut und Haare wichtig ist, wird es gelegentlich auch Vitamin H genannt. 30–60 µg Vitamin B_7 benötigen wir pro Tag. Diese Menge nehmen wir mit einer ausgewogenen Ernährung auf, einen Teil davon produziert unsere Darmflora. Gerade weil Biotin für die Regeneration der Darmschleimhaut so wichtig ist, ist beim Leaky Gut auf ausreichend Vitamin B_7 zu achten. Sehr biotinreiche Lebensmittel sind beispielsweise Weizenkleie, Erdnüsse, Bananen, Spinat, Hefe, Naturreis, Avocado, Walnüsse, Haferflocken, Eigelb, Sojabohnen und Rinderleber.

Bei einem Biotinmangel, der auch bei chronischem Alkoholkonsum vorkommen kann, treten folgende Symptome auf: Leaky Gut, Hautveränderungen, Haarausfall, brüchige Nägel, Abgeschlagenheit, Schläfrigkeit, Muskelschmerzen, Überempfindlichkeit, Missempfindungen, Appetitlosigkeit, Übelkeit, Depressionen, Blutarmut, Bewegungsstörungen (Ataxie), Störungen der Herzfunktion und eine erhöhte Anfälligkeit für Infektionen.

Anwendungshinweis: Zusätzlich zu biotinreichen Lebensmitteln sind bei Leaky Gut 0,1–0,2 mg Biotin am Tag zur Prophylaxe eines Biotinmangels hilfreich. Idealerweise mit einem Multivitaminmischpräparat einnehmen. Biotin-Einzelpräparate sind nur bei einem nachgewiesenen Biotinmangel unter ärztlicher Kontrolle sinnvoll.

Vitamin D

Vitamin D spielt bei zahlreichen Körperfunktionen, unter anderem bei den Abwehrfunktionen, eine zentrale Rolle. Dies gilt auch, wenn es darum geht, die Darmbarriere zu schützen und die Immunabwehr an der Darmschleimhaut zu stärken. Bei Leaky Gut und SIBO sollten Sie daher Ihren Vitamin-D-Spiegel überprüfen lassen und bei einem Mangel diesen beheben. Dies gelingt, indem Sie viel in die Sonne gehen (ohne Sonnenschutzcreme!) oder durch Substitution.

Anwendungshinweis: Je nach Mangel kann eine tägliche Einnahme von 800–2000 IE oder eine einmal wöchentliche Einnahme von 10 000–20 000 IE notwendig sein. Vor Beginn einer Therapie sollte aber beim Hausarzt der Calciumwert bestimmt werden und eine Überfunktion der Nebenschilddrüse ausgeschlossen sein.

Wichtige Vitamine bei Leaky Gut

Vitamin A, Biotin (Vitamin B_7/Vitamin H), Vitamin B_{12}, Vitamin C, Vitamin D, Vitamin E, Vitamin K.

Vor einer Substitution Blutspiegel bestimmen lassen!

Weitere Vitamine

Zur Aufrechterhaltung der Darmbarriere und zur allgemeinen Gesunderhaltung sind auch andere Vitamine wichtig, selbst wenn der Zusammenhang mit einem Leaky Gut nicht so deutlich erkennbar ist. Dies sind die Vitamine A, B_{12}, E und K. Bei einem nachgewiesenen Mangel kann eine Substitution notwendig sein. Eine gesundheitsförderliche Wirkung dieser Vitamine, ohne dass ein Mangel besteht, ist nicht bekannt.

Wichtig: Insgesamt wird die Einnahme von Vitaminen, sofern kein Mangel besteht, überbewertet. Der Vitamin- und Spurenelementbedarf kann auch über eine günstige Lebensmittelauswahl ausreichend gedeckt werden.

EXTRA: Gute Quellen für Vitamine und Spurenelemente

Vitamin D, pflanzlich	Avocado, Pilze (Morchel, Steinpilz, Champignon) Margarine (angereichert)
Vitamin D, tierisch	Austern, Butter, Ei Fische, fettreiche: Aal, Lachs, Hering, Forelle, Makrele, Sardinen, Thunfisch Innereien: Leber Käse: Gouda, Emmentaler
Vitamin C	Acerola, Ananas, Blumenkohl, Broccoli, Erdbeere, Grapefruit, Guave, Himbeere, Johannisbeere (schwarz, rot), Kiwi, Orange, Papaya, Paprika (rot), Rosenkohl, Spinat, Zitrone
Magnesium	Avocado, Brombeere, Cerealien, Erbsen, Fisch, Gemüse (insbesondere grünes Blattgemüse), Gewürze, Grünkohl, Haferflocken, Himbeere, Hirse, Kakao, Kiwi, Kürbiskerne, Linsen, Mandeln, Nüsse, Pumpernickel, Spinat, Vollkornprodukte
Vitamin A	Aal, Aprikose, Brokkoli, Chicorée, Ei, Feldsalat, Gouda, Grünkohl, Holunder, Karotten, Kiwi, Kürbis, Palmöl, Parmesan, Pfirsich, Rucola, Sellerie, Spargel, Spinat, Süßkartoffel, Thunfisch
Selen	Ei, Heilbutt, Hühnerfleisch, Leber, Nüsse, Paranüsse, Pilze, Rindfleisch, Thunfisch, Truthahn, Sardellen, Spinat
Eisen	Tierische Quellen: Fleischwaren, Ei, Leber, Milchprodukte, Wurstwaren Pflanzliche Quellen: Amarant, Basilikum, Erbsen, Kichererbsen, Kohl, Kürbiskerne, Leinsamen, Linsen, Pistazien, Quinoa, Saubohnen, Schwarzwurzel, Spinat, Topinambur, Trockenfrüchte
Vitamin B_1	Bohnen, Brokkoli, Blumenkohl, Erbsen, Fisch, Fleisch, Kartoffeln, Linsen, Spargel, Spinat, Vollkornprodukte, Walnüsse, Wirsing, Artischocke
Vitamin B_9	Brokkoli, Blumenkohl, Feldsalat, Grünkohl, Hülsenfrüchte, Kleie, Lauch, Leber, Rosenkohl, Spargel, Spinat, Soja
Vitamin B_{12}	Chlorella (Alge), Ei, Fisch, Fleisch, Innereien, Milchprodukte

Die wichtigsten Supplemente

Spurenelemente

Viele Spurenelemente wie Chrom, Kobalt, Kupfer, Magnesium, Mangan, Selen und Zink sind Co-Faktoren von Enzymen und daher zur Erhaltung eines regulären Stoffwechsels essenziell. Nachgewiesene Mängel begünstigen eine erhöhte Infektanfälligkeit, Erschöpfungszustände, Entzündungen an Haut und Schleimhäuten sowie andere Funktionsstörungen. Eine ausreichende Versorgung ist zur Vermeidung oder Behandlung dieser Symptome hilfreich. Es sollen aber nur nachgewiesene Mängel ausgeglichen werden, sodass vor einer Substitution der Mangel im Blut nachgewiesen sein sollte. Ohne nachgewiesenem Mangel können Sie auf eine Einnahme verzichten.

Zink – Boost für das Immunsystem

Zink ist ein wichtiger Bestandteil verschiedenster Enzyme, die in Stoffwechsel, Immunregulation und Schleimhautwundheilung und damit auch zur Wiederherstellung einer gesunden Darmbarriere wichtig sind. Daher ist Zink in vielen Produkten zur Darmgesundheit enthalten. Auch bei Leaky Gut und SIBO ist eine ausreichende Zinkversorgung wichtig. Der Zink-Tagesbedarf liegt bei etwa 10 mg und kann ausreichend über Lebensmittel gedeckt werden. Gut zur Zinkversorgung geeignet sind Nüsse (Paranüsse, Walnüsse), Kerne (Kürbiskerne, Sonnenblumenkerne), Samen (Mohn, Leinsamen, Hirse) und Haferflocken.

Anwendungshinweis: Bei einem nachgewiesenen Zinkmangel oder bei einem erhöhten Zinkbedarf kann ein Zink-Präparat ergänzt werden.

Bewertung: Die Substitution von Zink gehört heute nahezu zur Basis-Supplementierung. Die tägliche Höchstgrenze von 40 mg/Tag sollte aber nicht überschritten werden, da es bei Zinküberdosierung zu Nebenwirkungen kommen kann.

Magnesium – vielseitig hilfreich

Magnesium ist ein Mineralstoff, den unser Körper an verschiedensten Stellen, auch an der Darmbarriere, benötigt. Überraschend ist die Vielfältigkeit, mit der Magnesium Körperfunktionen unterstützen kann. Es gibt bei Magnesium aber einiges zu beachten, denn Magnesium kann in verschiedenen Verbindungen unterschiedliche Funktionen unterstützen.

Bewertung: Für die Darmfunktion günstig sind vor allem Magnesiumsulfat und Magnesiumcitrat. Auf jeden Fall einen Versuch wert, wenn Darmträgheit, Blähungen oder Verstopfung plagen.

Magnesiumsalz	hilfreich bei …
Magnesiumsulfat (Epsom-Salz; Bittersalz)	Darmträgheit, Verstopfung
Magnesiumcitrat	Darmträgheit, Verstopfung, Muskelproblemen und Magnesiummangel
Magnesiumglycinat	Schlafstörungen, Stress, Angst, Krämpfen
Magnesiumcarbonat und Magnesiumhydroxid	Säureproblemen
Magnesiummalat	Erschöpfung, Ermüdung, Muskelproblemen
Magnesiumoxid	Magnesiummangel
Magnesiumperoxid	Verstopfung, Blähungen

Glutamin (L-Glutamin) – unterstützt die Regeneration

Zellen mit hohen Teilungsraten wie Darmschleimhautzellen und Immunzellen, haben einen hohen Bedarf an der Aminosäure Glutamin. Glutamin ist auch Baustein für das wichtige antioxidativwirkende Peptid Glutathion. Glutamin unterstützt vor allem die Regeneration der Darmbarriere und ist demnach bei Leaky Gut hilfreich. Ein Glutaminmangel schwächt die Zellen der Darmschleimhaut, schädigt die Proteinstruktur der Tight Junctions und begünstigt dadurch eine erhöhte Durchlässigkeit. Mehrere Studien haben bei Reizdarmpatienten einen sehr günstigen Einfluss von Glutamin auf die Durchlässigkeit der Darmbarriere gezeigt. Klinische Studien belegen, dass Glutamin vor allem dann hilfreich ist, wenn Durchfall und Bauchschmerzen die führenden Symptome sind, ob Glutamin als Präventionsmaßnahme geeignet ist, ist bislang unklar. Die positiven Eigenschaften von Glutamin sind nicht unwidersprochen.

Anwendungshinweis: Reichlich Glutamin ist in Knochenbrühe enthalten. Als Supplement werden 5–15 g/Tag, verteilt auf zwei bis drei Einnahmezeitpunkte, angewendet.

Bewertung: Trotz günstiger Wirkungen finden sich auch Studien zu negativen Effekten, vor allem in zu hoher Dosierung. Mengen über 30 g/Tag sollten zur Vermeidung unerwünschter Wirkungen nicht eingenommen werden. Regelmäßig Knochenbrühe ist vermutlich die beste Art der Anwendung, die Einnahme eines Glutamin-Supplements sollten Sie besser mit einem Arzt abstimmen.

Vorsicht, Verwechslungsgefahr!

Glutamin (Aminosäure) und Glutamat (Geschmacksverstärker) bitte nicht verwechseln.

Essenzielle Aminosäuren

Darmzellen haben zur Regeneration und Reparatur einen hohen Bedarf an Aminosäuren. Manche Aminosäuren kann unser Körper selbst herstellen, andere nicht. Diese nicht selber herstellbaren Aminosäuren werden essenzielle Aminosäuren genannt. Im Einzelnen sind dies die Aminosäuren Isoleucin, Leucin, Lysin, Methionin, Phenylalanin, Threonin, Tryptophan und Valin.

Anwendungshinweis: Beim Leaky Gut, bei dem eine erhöhte Regenerationsaktivität an der Darmbarriere vorliegt, erscheint eine Steigerung der Aufnahme mit der Nahrung sinnvoll, eine zeitlich befristete Supplementierung der essenziellen Aminosäu-

ren (z. B. Casa Sana® Maxiamin) kann erfolgen. Die Aufnahme über den Tag verteilen.
Bewertung: Essenzielle Aminosäuren sind für den Proteinmetabolismus sehr wichtig. Bei normaler Dosierung sind keine Nebenwirkungen zu erwarten.

Omega-3-Fettsäuren – ein Klassiker

Omega-3-Fettsäuren wie Docosahexaensäure (DHA), Eicosapentaensäure (EPA) und Alpha-Linolensäure (ALA) sind entzündungshemmend und antioxidativ, dadurch fördern sie eine gesunde und artenreiche Darmflora. Dabei sind es nicht die Omega-3-Fettsäuren allein, sondern vor allem Lebensmittel, die ein günstiges Verhältnis von Omega-3- und Omega-6-Fettsäuren aufweisen. Fisch, insbesondere Lachs, sollte daher regelmäßig auf Ihrem Speiseplan stehen. In Lachs ist dieses Omega-3-/Omega-6-Verhältnis besonders günstig. Ein günstiges Omega-3-/Omega-6-Verhältnis findet sich auch in Leinöl.
Anwendungshinweis: Neben regelmäßigem Fisch/Lachs auf dem Teller können Leinöl, Fischöl oder Fischölkapseln die Omega-3-Versorgung verbessern. Ein bis zwei Gramm Omega-3/Tag werden empfohlen. Verkapselte Präparate verhindern unter anderem den fischigen Geschmack beim Aufstoßen.
Bewertung: Die günstigen Wirkungen sind gut belegt und die Senkung des Risikos für Herz-Kreislauf-Erkrankungen ist ein weiteres Argument. Auf jeden Fall ausprobieren. Anstelle der Kapseln bei Leaky Gut und SIBO aber lieber 2- bis 3-mal pro Woche Lachs und Leinöl essen.

Wundermittel Metformin

Bei einem Leaky Gut und begleitenden Stoffwechselveränderungen hat sich das Diabetesmedikament Metformin in wissenschaftlichen Studien als hilfreich gezeigt. Das liegt daran, dass Metformin einen sehr positiven Einfluss auf die Darmflora hat und zudem den Abbau ungünstiger Fettsäuren beschleunigt. Interessant ist an Metformin, dass es neben blutzuckersenkenden

Wirkungen und gewichtsreduzierenden Wirkungen auch die Darmbarriere stärkt, indem das Wachstum schleimbildender Darmzellen gefördert wird. Besonders spannend ist, dass Metformin in der Darmflora den Anteil an günstigen *Akkermansia muciniphila* erhöht und die Bildung von schützendem Darmschleim fördert. Dies ist sehr bedeutend, weil gerade diese beiden Faktoren bei einem Leaky Gut reduziert sind.
Bewertung: Eine Metformintherapie zur Behandlung des Leaky Gut wird im Moment aufgrund der dünnen Datenlage sehr zurückhaltend und nur in der Hand von Spezialisten durchgeführt. Bei Metformin handelt es sich um ein verschreibungspflichtiges Medikament, es ist für die Selbstmedikation nicht geeignet.

Zeolith – bindet Gifte

Zeolithe sind natürliche oder synthetische Silikate, oftmals vulkanischen Ursprungs. Diese Zeolithe haben absorbierende Eigenschaften. Das bedeutet, dass Zeolith ungünstige Substanzen und Oxidantien binden kann und dadurch deren Ausscheidung fördert. Aus diesem Grund hat Zeolith entgiftende, entzündungshemmende und immunstimulierende Wirkungen. Die regelmäßige Einnahme von Zeolith bessert einen Leaky Gut, indem die Darmbarriere gestärkt wird, Entzündungsvorgänge vermindert werden und die Freisetzung von Zonulin, dem Marker der gestörten Darmbarriere, reduziert wird. Die positiven Wirkungen sind in einer 12-wöchigen klinischen Studie bestätigt.
Anwendungshinweis: Zeolith wird zu Beginn einmal täglich eingenommen und dann auf 2- bis 3-mal am Tag gesteigert. Zur Einnahme ausreichend Wasser trinken. Vorsicht bei gleichzeitiger Einnahme von Medikamenten: Zeolith beeinträchtigt deren Aufnahme in den Körper! Ein zeitlicher Abstand von zwei Stunden ist angeraten. Eine langfristige Einnahme von Silikaten/Zeolith wird nicht empfohlen. Nach 4–6 Wochen sollte eine Pause eingelegt werden.
Bewertung: Zeolith ist mit Einschränkungen einen Versuch wert, für andere Erden gibt es eine bessere Datenlage.

Heilerde – medizinische Erden
Heilerden sind Gemische aus verschiedenen Mineralien wie Kieselsäure, Calcium-, Aluminium-, Magnesium- und Natriumsalzen, Silizium, Eisenoxid, Phosphaten und Manganverbindungen. Heilerden werden aus Lehm-, Löss- oder Tonerden gewonnen. Je nach Zusammensetzung und Anwendungsart unterscheidet sich die Wirkung der Heilerden auf den Körper.

Heilerde hat eine hohe Bindungsfähigkeit und kann daher viele Substanzen und Giftstoffe binden. Es bindet auch Stoffwechselprodukte und Botenstoffe und ist daher bei verschiedenen Intoleranzen, wie z. B. der Histaminintoleranz, nützlich. Interessant ist, dass manche Heilerden auch eine antibakterielle Wirksamkeit haben, ein Effekt, der bei der Behandlung von Durchfall oder entzündlichen Darmerkrankungen günstig erscheint. Andere Heilerden enthalten Carbonate, die Säure binden können. Solche Heilerden sind zur Behandlung von Sodbrennen, Säurebeschwerden und Aufstoßen geeignet.

Anwendungshinweis: Da verschiedene Heilerden unterschiedliche Zusammensetzungen und unterschiedliche Feinheitsgrade aufweisen, sollten Sie Heilerde-Aufbereitungen auswählen, die zu Ihren Symptomen passen. Luvos® Heilerde 1 fein bei Sodbrennen, Heilerde ultrafein bei Magenbeschwerden oder Durchfall, Heilerde magenfein bei Reizmagen oder Reizdarm, Heilerde mikrofein bei Blähungen und Heilerde imutox bei Lebensmittelunverträglichkeiten, Histaminbeschwerden und zur Entgiftung. Die Wirksamkeit von diesen Heilerden ist in klinischen Studien belegt. Bei der Einnahme ist auf eine ausreichende Flüssigkeitszufuhr zu achten, um einen Darmverschluss zu vermeiden. Halten Sie einen Abstand von zwei Stunden zu einer Medikamenteneinnahme ein. Die Einnahme von Heilerde imutox erfolgt bei Leaky Gut und SIBO dreimal täglich.

Bewertung: Heilerde ist unter den Adsorbentien und den medizinischen Erden die erste Wahl. Zunächst vier Wochen anwenden und dann eventuell mit niedrigerer Dauerdosierung fortfahren oder versuchsweise ausschleichen.

Medizinische Kohle

Vergleichbar mit Zeolith und Heilerde bindet auch medizinische Kohle (Aktivkohle) Giftstoffe im Darm. Diese Kohle ist vor allem bei Erkrankungen, die mit akutem Durchfall einhergehen, empfehlenswert, da sie Bakterien binden kann.

Anwendungshinweis: Vorsicht ist angebracht bei gleichzeitiger Einnahme von Medikamenten. Halten Sie einen Zwei-Stunden-Abstand ein. Nebenwirkungen der medizinischen Kohle sind Verstopfung (bei Durchfall ist dies eine günstige Nebenwirkung) und eine Schwarzfärbung des Stuhls. Bei Durchfall wird medizinische Kohle mehrfach täglich als Einzelpräparat oder in Mischpräparaten eingenommen.

Bewertung: Medizinische Kohle ist in der kurzfristigen Akutbehandlung durchaus hilfreich.

Heilerde (Lehm, Löss, Ton) und Kohle

Wirkung	Verwendet bei
adsorbierend (giftstoffbindend) Heilerde ist auch: Lieferant von Spurenelementen und neutralisiert das Säure-Basen-Gleichgewicht	Verdauungsstörungen (Durchfall, Blähungen, Bauchschmerzen) (Heilerde, medizinische Kohle) Histaminintoleranz (Heilerde) Sodbrennen (Heilerde) Giftstoffelimination (Heilerde, medizinische Kohle)

Seltener verwendete Präparate

Colostrum

Colostrum (Erstmilch) enthält verschiedene Immunglobuline, die die Immunabwehr des Darms mit antibakteriellen und antiviralen Wirkungen unterstützen. Ob die Colostrum-Immunglobuline einen relevanten Effekt bei Leaky Gut oder SIBO haben, ist wissenschaftlich nicht untersucht, obwohl es oftmals so behauptet wird.

Bewertung: Evidenz nicht vorhanden, Finger weg!

Polyphenole
Polyphenole sind sekundäre Pflanzenstoffe, die z. B. in Gemüse, Obst, Kräutern, Vollkornprodukten und Hülsenfrüchten enthalten sind. Aufgrund von antioxidativen und entzündungshemmenden Eigenschaften werden Polyphenole verschiedenen Nahrungsergänzungsmitteln zugemischt. Einzelne Polyphenole steigern die Bildung von Tight-Junction-Proteinen, stärken dadurch die Darmbarriere und reduzieren die erhöhte Durchlässigkeit. Die Zahl der Polyphenole, die aus verschiedenen Pflanzen isoliert werden können, ist groß, die Datenlage hingegen, die über Laboruntersuchungen hinausgeht, ist dürftig. Die postulierten gesundheitsfördernden Effekte sind am Menschen nicht oder nur unzureichend belegt. In Pflanzen sind diese Polyphenole nur in sehr geringer Menge enthalten. Eine dauerhafte oder hochdosierte Einnahme kann mit toxischen Wirkungen einhergehen, sodass ohne aussagekräftige wissenschaftliche Studien die Einnahme allenfalls sehr vorsichtig erfolgen sollte. Obwohl in Werbebotschaften oftmals behauptet, gibt es keine wissenschaftliche Studie, die belegt, dass die Einnahme von Polyphenolen einen Leaky Gut heilen könnte, was auch immer damit gemeint ist.
Bewertung: Niedrigdosiert in Mischpräparaten akzeptabel. Hochdosiert in Einzelpräparaten keine Evidenz. Finger weg!

Butyrat – ein echter Leaky-Gut-Wirkstoff
Die kurzkettige Fettsäure Butyrat (SCFA) ist nicht nur Nährstoff für die Zellen der Darmbarriere, sondern reduziert auch Entzündungsaktivitäten in der Darmbarriere und reguliert durch Wirkung auf das Tight-Junction-Protein Claudin-2 auch die Durchlässigkeit der Darmbarriere. Ein echter Leaky-Gut-Wirkstoff, zumindest im Reagenzglas. Für weitere kurzkettige Fettsäuren wie Acetat und Propionat ist der Wissensstand zu Einflüssen auf die Darmbarriere dürftig, sodass eine Bewertung nicht möglich ist.

Da Butyrate von einer gesunden, eubiotischen Darmflora ausreichend gebildet werden, sofern genügend Ballaststoffe und resistente Stärken gegessen werden, ist eine Supplementierung eigentlich nicht erforderlich. Bei Darmentzündungen wie der Colitis ulcerosa sind für Butyrate als Einlauf oder per Zäpfchen antientzündliche Wirkungen belegt, selbst wenn die Effekte eher mild erscheinen. Ob Butyrat bei anderen Darmbarriereschäden antientzündlich wirkt, ist naheliegend, aber nicht belegt. Ebenso ist nicht bekannt, ob Butyrat auch prophylaktisch wirksam ist, ist aber anzunehmen. Als Supplement werden Dosierungen von 1–5 g/Tag verwendet. Butyrat ist in Kapseln oder Zäpfchen erhältlich.

Bewertung: Vorsicht! Butyrate sind wirkungsvoll je nach Verpackung, aber übelriechend. Einen Versuch wert.

Niacin (Vitamin B_3)

Niacin ist ein Vitamin mit antioxidativer Wirkung, das in Laborexperimenten die Darmbarriere vor oxidativem Stress schützen kann und in diesem Zusammenhang die Durchlässigkeit der Darmbarriere verbessert. Ob sich dieses Laborergebnis auch auf den Menschen übertragen lässt, ist – abgesehen vom alkoholinduzierten Niacin-Mangel – bislang nicht geklärt.

Empfehlung: Da Alkohol zum Schutz der Darmbarriere ohnehin gemieden werden sollte, gibt es aktuell keinen Grund, einen Therapieversuch mit Niacin zu unternehmen. Dies schützt nicht davor, dass Niacin von einzelnen Herstellern als Leaky-Gut-Präparat angepriesen wird.

Konjakwurzel

Die Knolle der Teufelszunge (*Amorphophallus konjak*), die Konjakwurzel, ist reich am Polysaccharid Glucomannan, das auch unter der Bezeichnung E-425 verwendet wird. Glucomannan ist cholesterinsenkend, darmfloraförderlich und darmbarriereunterstützend. Konjak-Produkte sind ausgesprochen kalorienarm und in Form der Shiratakinudeln auch zur Gewichtsreduktion einsetzbar. Glucomannane fördern das Wachstum von *Faecalibacterium prausnitzii* und *Akkermansia muciniphilia* und sind aus diesem

Grund häufiger Inhaltsstoff von darmflorafördernden Präparaten.
Bewertung: Bei Leaky Gut und SIBO einen Versuch wert.

N-Acetyl-Cystein

Der Schleimlöser N-Acetyl-Cystein verbessert in Laborversuchen an Tieren die Funktion der Darmbarriere und beschleunigt Heilungsvorgänge an der Darmschleimhaut. Ob sich diese Erkenntnisse auf den Menschen übertragen lassen, ist offen, selbst wenn dies in Zusammenhang mit Produkten gelegentlich behauptet wird. Die potenziellen Wirkmechanismen sind bislang unklar, ob es sich eher um protektive oder kurative Effekte handelt ist unbeantwortet.
Anwendungshinweis: Die Einnahme von N-Acetyl-Cystein erfolgt vor den Mahlzeiten. Tagesdosen von 0,5–3 g/Tag werden beworben.
Bewertung: Eine Bewertung ist bei eher dürftiger Datenlage schwer möglich.

Galactooligosaccharide (GOS)

Schleimschichtstärkende Substanzen wie Galactooligosaccharide reduzieren die Durchlässigkeit der Darmbarriere und sind bei Leaky Gut einen Versuch wert, vor allem, wenn eine begleitende Darmträgheit vorliegt. Galactooligosaccharide werden daher verschiedenen prä- und probiotischen Präparaten beigemengt.
Bewertung: GOS-Beimengungen führen ungünstigerweise manchmal zu starken Blähungen.

Magnesiumperoxid

Magnesiumperoxid (Ozovit®) wirkt abführend und blähungsreduzierend. Wenn Blähungen, Verstopfung und erhöhte Clostridien in der Darmflora zusammenkommen, dann kann die kurzfristige Einnahme von Magnesiumperoxid hilfreich sein. Bedeutend ist neben der abführenden Wirkung auch der clostridienreduzierende Effekt durch eine postulierte, aber nie belegte

Erhöhung des Sauerstoffgehalts im Darm – etwas, das Clostridien und andere Bakterien im Dickdarm nicht mögen.
Anwendungshinweis: Maximal eine Woche anwenden. Eine Stunde nach den Mahlzeiten 1–3 Messlöffel in einem Glas Wasser. Empfehlung: Bei IMO einen Versuch wert, Vorsicht ist aber angebracht. Laut EU-Gefahrenstoffverordnung hat Magnesiumperoxid eine ätzende Wirkung. Die Wirkung auf Clostridien ist nicht belegt.

Grüner Tee

Grüner Tee hat, vergleichbar zu schwarzem Tee, eine adstringierende (zusammenziehende) Wirkung, die sich positiv auf die Darmflora, vor allem bei weichen oder zu häufigen Stuhlgängen, auswirkt. Für grünen Tee sind bei Darmentzündungen und beim Leaky Gut positive Effekte bekannt. Mehrere Tassen über den Tag verteilt sind kein Problem. Der Koffeingehalt von manchen Teesorten limitiert allerdings die Menge, daher sollten Sie auf Sorten mit niedrigem Koffeingehalt achten.
Bewertung: Vorsicht, Koffein aus grünem Tee flutet langsamer an als Koffein aus Kaffee. Deshalb kann grüner Tee bis tief in die Nacht wachhalten. Empfohlen sind aus diesem Grund entkoffeinierte grüne Tees, diese können bei Leaky Gut oder SIBO dann mehrfach am Tag bis in die Abendstunden hinein getrunken werden.

Xyloglucan

Xyloglucan ist ein Polysaccharid und zählt zu den Hemizellulosen. Xyloglucan fördert die Wundheilung und bildet auf der Darmschleimhaut einen gelartigen Schutzfilm. Dadurch wird die Schleimschicht der Darmbarriere gestärkt und die Regeneration der Darmbarriere gefördert. Durch die Stärkung der Schleimschicht werden die Anheftung von ungünstigen Mikroben reduziert und die für die Durchlässigkeit wichtigen Tight Junctions gestärkt. Aus diesen Gründen ist Xyloglucan sowohl bei Darmbarriereschäden als auch bei Dünndarmfehlbesiedlung hilfreich. Beide Effekte sind in klinischen Studien gesichert. Im Prinzip ersetzt die Hemizellulose Xyloglucan den in der modernen Ernährung zu geringen Ballaststoffanteil. Dieser ist – wie Sie inzwischen wissen – eine der Hauptursachen der unter der modernen Ernährung zu geringen Schleimschicht, sodass die Einnahme von Xyloglucan als an den Ursachen ansetzende Therapie angesehen werden kann.

Anwendungshinweis: Zum Darmbarriereschutz wird Xyloglucan mehrfach täglich eingenommen. Verschiedene wirksame Leaky-Gut-Medikamente mit Xyloglucan als Hauptbestandteil in Kombinationen mit weiteren schleimschichtfördernden Inhaltsstoffen wie Erbsenprotein oder Xylooligosacchariden sind in Deutschland erhältlich. Für die Kombination mit Erbsenprotein (z. B. Lefaxan® protect) konnte eine Steigerung der Wirkung von Xyloglucan nachgewiesen werden. Klinische Studien belegen gute Effekte auf Durchfall, Bauchschmerzen, Blähungen und Lebensqualität.

Bewertung: Neuartiger, leaky-gut-spezifischer Wirkmechanismus, ist auf jeden Fall einen Versuch wert. Hat aufgrund der Mechanismen das Potenzial zum Basistherapeutikum.

Polyprotect

Neben Xyloglucan werden zunehmend weitere Polysaccharide für Anwendungen an Magen und Darm entwickelt. Die Mixtur Polyprotect ist eine solche Entwicklung, bei der schleimschichtunterstützende Polysaccharide in Kombination mit den Mineralien Nahcolit und Kalk für die Anwendung bei Barriereproblemen im Bereich von Speiseröhre und Magen entwickelt wurden. In klinischen Studien hat sich Polyprotect als wirksam gezeigt und kann als Leaky-Gut-Arzneimittel angesehen werden.

Simethicon

Simethicon ist ein Wirkstoff aus der Arzneimittelgruppe der Entschäumer. Simethicon setzt die Oberflächenspannung von Gasbläschen herab und lässt diese zerplatzen, auf diese Weise wird das in Gasbläschen enthaltene Gas freigesetzt. Dieses freie Gas kann über die Darmwand aus dem Darm aufgenommen werden und wird über die Lunge abgeatmet. Eine Anwendung von Simethicon wird als rein symptomatische Therapie angesehen, da die Wirkung nicht an den Ursachen der Gasblasenbildung ansetzt.

Was ist sonst noch wichtig?

Sie haben nun schon einiges zum Leaky Gut und zur SIBO erfahren. Im Zusammenhang mit Ernährung und Lebensstil wurde manches aber noch nicht detailliert genug besprochen, zum Beispiel Ihr Eigenanteil. Jetzt kommen Sie ins Spiel! Was können Sie tun, außer das geeignete Medikament zu finden und Verschiedenes auszuprobieren?

Abwechslungsreich essen

Eine gesunde Darmflora liebt die Herausforderung. Zur Pflege und zur Wachstumsförderung sollten Sie eine abwechslungsreiche Ernährung pflegen und jeden Tag etwas anderes auf den Tisch kommen lassen. Dadurch trainieren Sie Ihre Darmflora und schützen sich vor Leaky Gut und SIBO.

Besser nicht: Zucker

Beim Zucker sind nicht nur Glucose und Haushaltszucker (Saccharose) problematisch, sondern auch Fruchtzucker (Fruktose). Gerade Fruktose wird mit der Fruktoseintoleranz sowie mit Entzündungsreaktionen an der Darmbarriere in Zusammenhang gebracht. Eine Zuckerpause unterstützt nicht nur Ihren Darm, sondern hat zusätzlich positive Wirkungen auf Stoffwechsel, Körpergewicht und Zahngesundheit. In vielen Fällen reicht es aus, den Zuckerkonsum einzuschränken, um Leaky Gut und SIBO unter Kontrolle zu bekommen. Zur Planung der zuckerfreien Zeit ist ein Tagebuch hilfreich, das erfasst, wann und in welchen Situationen Sie Zucker konsumieren. Ohne darüber nachzudenken, bemerken Sie möglicherweise gar nicht, wann und wo Sie überall zum Süßen neigen. Ein Tagebuch hilft, die Fallen zu erkennen.

PRAXISTIPP: Wer in der zuckerfreien Zeit nicht auf gesüßte Lebensmittel verzichten will, sollte dennoch auf keinen Fall auf industriell hergestellte Zuckerersatzstoffe oder Süßstoffe ausweichen. Damit vermeiden Sie ein Problem, konfrontieren Ihren Darm aber mit einem anderen Problem. Ein eleganter Ausweg ist das natürliche Süßungsmittel Stevia, das aus der Pflanze *Stevia rebaudiana* gewonnen wird. Für Stevia sind keine negativen Einflüsse auf Darmbarriere, Darmentzündung oder Stoffwechsel bekannt. Positiver Nebeneffekt ist, dass Stevia im Gegensatz zu Zucker frei von Kalorien ist. Übertreiben sollten Sie es mit dem Steviagebrauch aber dennoch nicht. Beim Einkauf von Stevia darauf achten, dass Sie ein reines oder zumindest hochprozentiges Steviaprodukt kaufen. Die findige Lebensmittelindustrie benennt inzwischen vieles als Stevia, der Blick auf die Inhaltsstoffe entlarvt dann aber, dass nur wenige Prozent Stevia enthalten sind und der Rest aus Zuckerersatzstoffen wie Erythrit oder anderen besteht. Hier muss leider sehr aufgepasst werden.

Besser nicht: Fruktose

Obst und Fruktose sind in normalen Mengen gesund, lassen Sie sich nichts anderes einreden. Im Übermaß ist Fruktose aber für die Darmbarriere ungünstig und fördert Leaky Gut und SIBO. Daher ist es ratsam, Lebensmittel mit einem zu hohen Fruktoseanteil zu kennen und die täglich aufgenommene Fruktosemenge zu beschränken. Reduzieren Sie den Konsum von sehr fruktosereichen Lebensmitteln und achten Sie besonders auf versteckte Fruktose. Versteckte Fruktose verbirgt sich in industriell gefertigten Lebensmitteln hinter verschiedenen Abkürzungen (siehe Kapitel Fruktoseintoleranz, S. 119).

Fruktosereiche Lebensmittel	
Frisches Obst	Apfel, Birne, Dattel, Erdbeere, Himbeere, Kaki, Kirsche, Kiwi, Melone, Persimone, Weintrauben
Getrocknetes Obst	Apfel, Banane, Birne, Dattel, Feige, Mango, Rosinen, Sultaninen
Cerealien	Cornflakes, Cornflakes mit Honig geröstet, Früchtemüsli, Müsli
Weitere Lebensmittel	Diabetikerprodukte, Früchtetee, Fruchtkonzentrate, Fruchtmus, Fruchtsäfte, Getränkepulver, Gewürzmischungen, Honig, industriell gefertigte Lebensmittel, Invertzucker, Ketchup, Obstsmoothies

Besser nicht: Fast Food und industriell gefertigte Lebensmittel

Bei einem Leaky Gut sollten Sie sich von industriell gefertigten Lebensmitteln, vor allem ultraprozessierten Lebensmitteln, verabschieden. Die ungünstige Zusammensetzung dieser Lebensmittel und die Verwendung von minderwertigen Fetten und Lebensmittelzusatzstoffen sind für unsere Darmbarriere ungünstig. Diese Lebensmittel fördern einen Leaky Gut. Gewöhnen Sie sich eine saubere Ernährung an, auf Neudeutsch wird dies Clean Eating genannt.

In Maßen: Fette und Kalorien

Sowohl Fette als auch Kohlenhydrate sind für Darmbarriere, Stoffwechsel und Körpergewicht ungünstig. Reduzieren Sie Fette und achten Sie auf eine kohlenhydratarme, also im Prinzip eine Lowcarb-Ernährung. Eiweiß ist günstig, hier sollten Sie auf hochwertige Eiweiße achten, auch die Darmgasentwicklung wird es Ihnen danken ... eine kohlenhydratreduzierte Ernährung lässt weniger Darmgase entstehen. Da Fette den Abtransport der Darmgase (Resorption) blockieren, führt eine fettreduzierte Ernährung dazu, dass Darmgase besser aus dem Darm entfernt werden können. Wenn Blähungen, Fettverdauung und fettige Stuhlgänge ein Problem sind, dann ist es günstig, auf MCT-Fette (medium-chain triglycerides/mittelkettige Triglyzeride) auszuweichen, da diese ohne Enzymverdauung leichter vom Körper aufgenommen werden.

MCT-reiche Lebensmittel	
Natürliche Quellen	Butter, Kokosfett Palmkernfett/Palmöl
Weitere Quellen	MCT-Koch- und Streichfette MCT-Margarine MCT-Öle, MCT-Pulver

In Maßen: Kaffee

In Maßen genossen ist Filterkaffee, ohne Milch und ohne Zucker, kein Problem. Kaffee schützt sogar durch einen milden ansäuernden Effekt vor dem Wachstum schädlicher Bakterien und fördert das Wachstum der günstigen Bakterien der Art Bacteroides. Als positiver Nebeneffekt senkt Kaffee zusätzlich den Cholesterinspiegel. Ihre Blutgefäße sind Ihnen daher für jede Tasse dankbar. Manche reagieren auf Kaffee aber mit Verdauungsbeschwerden und Sodbrennen, denn das Koffein stimuliert Nervenzellen und damit auch Nervenzellen im Darm. Hier sollten Sie sich selbst beobachten, und falls dies bei Ihnen der Fall ist, beim Kaffee eher zurückhaltend sein.

In Maßen: Tryptamin/Tryptophan

Spezielle Rezeptoren, die Serotoninrezeptoren, sind bei der Regulation der Darmgeschwindigkeit sehr wichtig. Diese Rezeptoren können durch Tryptamin, einem Botenstoff, der von Darmbakterien der Bacteroides-Familie produziert wird, aktiviert werden. Zur Bildung von Tryptamin ist Tryptophan in der Ernährung wichtig. Bei Darmträgheit ist es daher ratsam, auf tryptophanreiche Lebensmittel zu achten, damit Ihre Darmbakterien ausreichend stimulierendes Tryptamin produzieren können.

Anwendungshinweis: Ob Tryptophan als Supplement bei Leaky Supplement hilfreich ist, ist nicht ausreichend untersucht. Dosierempfehlungen bei verkapseltem Tryptophan empfehlen 1–2 g/Tag. Neben Tryptophan gibt es noch weitere Möglichkeiten, die Serotoninsignalwege günstig zu beeinflussen. Diese finden Sie in der Tabelle.

Bewertung: Einen Versuch wert, aber nicht zu viel erwarten.

Serotonin-Support durch Ernährung	
Tryptophan	Nüsse, Fische, Käse, Hülsenfrüchte, Getreide
Omega-3-Fettsäuren	Lachs, Makrele, Thunfisch, Sardine, Hering, Avocado, Leinsamen, Chiasamen, Öle
Vitamin D	Avocado, Pilze, Butter, Eier, Fische, Innereien
Vitamin B_6	Fische, Nüsse, Samen, Geflügel, Hülsenfrüchte

Gerne mehr: Ballaststoffe

Ballaststoffe sind ideales Bakterienfutter und fördern den Mikrobiomanteil Ihrer Darmbarriere. Ballaststoffe finden sich in pflanzlichen Lebensmitteln, die Sie frisch zubereitet und gedünstet genießen. Rohkost ist eher zurückhaltend zu wählen. Samen, Körner und Vollkorn sollten, ebenso wie Haferflocken, geschrotete Weizenkleie und gelegentlich Flohsamenschalen, Grundlage Ihrer Darmbarrierepflege sein. Mit einer solchen Ernährung fördern Sie eine Darmflora mit reichlich günstigen Bifidobakterien und günstige Akkermansia-Bakterien.

Stuhlfestigende Lebensmittel
Auberginen, Bananen, Cracker (einfache, wenig gewürzt), Flohsamen/Psyllium, geschrotete Weizenkleie, Gries, grüner Tee, Hafer, Haferschleim, Haferkleie, Kakao, Karotten (gekocht), Kartoffeln, Kekse, Nudeln, quellende Pektine (geriebener Apfel), Reis, Reisschleim, Rotwein, Schokolade, schwarzer Tee (lange gezogen), Teigwaren (Vollkorn), Weißbrot

Sport – Entspannung – Meditation

Sehr gut gesichert ist der Zusammenhang zwischen ungünstigem Lebensstil, fehlender Entspannung, fehlender Stresskontrolle und dem Auftreten von Leaky Gut und dysbiotischen Mikrobiomveränderungen. Daher gehören Lebensstilanpassungen zur Basis jeder erfolgreichen Leaky-Gut-Therapie.

Bewegung

Als Erstes sollten Sie sich einen Sport suchen, der Ihnen dauerhaft Freude bereitet. Ihr Ziel sollte regelmäßige Bewegung, aber nicht stressbehafteter Hochleistungssport sein! Bewegung wirkt prima bei Leaky Gut. Dreimal pro Woche mindestens 30 Minuten sollten Sie sich wert sein. Wenn Ihnen auf die Schnelle nichts einfällt, sind Spazierengehen oder Yoga sehr gute Optionen. Stressiger muss es nicht sein, um Ihrem Darm etwas Gutes zu tun. Wer auf Yoga setzt, sollte nach Übungen suchen, die unter dem Begriff Reizdarmyoga auffindbar sind.

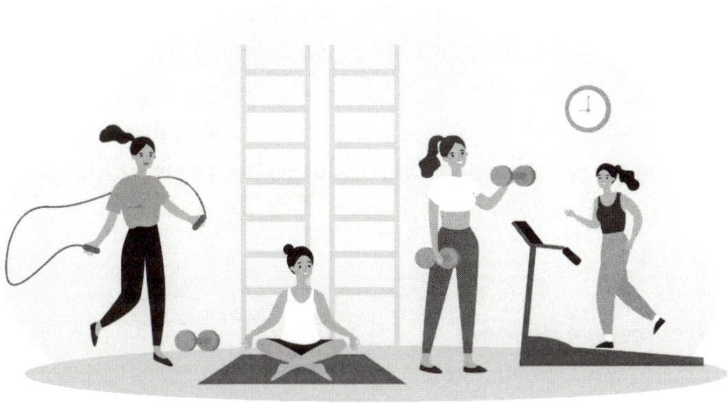

Ideen entwickeln für Bewegung im Alltag

Stressreduktion – entstressen Sie Ihr Leben

Weiterhin benötigen Sie Stressreduktion und Entspannung. Die Analyse Ihres eigenen Lebensstils ist Ihre Aufgabe. Was belastet Sie? Was führt zu Stress? Wie können Sie das ändern? An diesen

Fragen geht kein Weg vorbei, denn Stress ist Gift für Darm und Leaky Gut. Nehmen Sie sich ausreichend Zeit, denken Sie darüber nach und schreiben Sie alles, was Sie belastet und stresst, auf einen Zettel. Im Anschluss beantworten Sie für jeden dieser Punkte die Fragen: Wie kann ich diese Situationen vermeiden? Wie gehe ich diesen Situationen aus dem Weg? Schnappen Sie sich einen Zettel und legen Sie los!

Gut. Das hätten Sie. Es ist fast geschafft. Jetzt brauchen Sie nur noch geeignete Dinge, um Ihrem Körper Kraft und Energie zurückzugeben. Dafür benötigen Sie entspannende Maßnahmen, zum Glück gibt es davon zahlreiche. Greifen Sie zu. Ob es dann Meditation, Darmhypnose, autogenes Training, Achtsamkeitstraining oder progressive Muskelrelaxation ist – was gefällt, passt. Probieren Sie aus. Jedem tut etwas anderes gut. Wichtig ist, anzufangen und konsequent am Ball zu bleiben. Die ersten vier Wochen täglich 30 Minuten. Wenn die Wirkung einsetzt, dann können Sie die Dauer und die Häufigkeit reduzieren.

Sie wissen nicht, womit Sie anfangen sollen? Dann versuchen Sie die Darmhypnose im Wechsel mit progressiver Muskelrelaxation. Hier gibt es exzellente Audioaufnahmen. Und stressen Sie sich nicht mit der unüberschaubaren Fülle von Angeboten. Wählen Sie ein fachlich fundiertes Angebot aus dem Buchhandel aus und bleiben Sie dabei. Die Suche nach dem vermutlich besten Angebot führt wieder nur zu Stress, und den wollen Sie ja gerade vermeiden.

Darmbarriere pflegen

Zur Pflege der Darmbarriere können Sie auch einiges tun. Manche der hier besprochenen Lebensmittel werden als Superfoods bezeichnet. Diese Bezeichnung leitet sich von gesundheitsförderlichen und darmpflegenden Eigenschaften ab. Den Begriff Superfood sollten Sie, obwohl er so schön klingt, aber nicht überbewerten. Die wichtigsten dieser Superfoods und die Gründe, weshalb sie so bezeichnet werden, möchte ich Ihnen aber dennoch in alphabetischer Reihenfolge vorstellen.

Apfelessig
Apfelessig werden zahlreiche positive Effekte nachgesagt. Die desinfizierende Wirkung von Apfelessig schützt vor schädlichen Bakterien und Pilzen und ist bei einer Dünndarmfehlbesiedlung vorteilhaft. Darüber hinaus regt Apfelessig den Stoffwechsel und die Produktion von Verdauungsenzymen an und steigert die Speichel- und Schleimbildung, gerade Letzteres stärkt die Darmbarriere.
Anwendungshinweis: Am besten wirkt Apfelessig auf die Darmbarriere, wenn vor jeder Mahlzeit ein bis zwei Esslöffel Apfelessig mit einem Glas Wasser getrunken werden, ein Glas am Morgen scheint aber oftmals schon auszureichen. Wer keinen verdünnten Essig trinken möchte, kann den Apfelessig auch in Salatsaucen verwenden.
Bewertung: Keine Nebenwirkungen bekannt. Einen Versuch wert.

Blaubeeren
Die antientzündlichen und antibakteriellen Effekte von Blaubeeren sind gut belegt und sind gerade bei Darmentzündungen und Problemen an der Darmbarriere wertvoll.
Bewertung: Täglich Blaubeeren, am besten zusammen mit einem Haferfrühstück, sind ein Muss für den Erhalt eines gesunden Darms.

Haferflocken
Haferflocken sind nicht nur ein guter Ballaststofflieferant, sondern auch reich an Nährstoffen und Schleimstoffen. Gerade wegen der Schleimstoffe, zuvorderst des Schleimstoffs Lichenin, gehören Haferflocken zur darmbarrierepflegenden Basisernährung.
Anwendungshinweis: Durch Erhitzen oder langes Einweichen werden mehr Schleimstoffe frei, weshalb bei akuten Problemen Haferporridge besser geeignet ist.
Bewertung: Als Teil der täglichen Basisernährung in jeder Hinsicht empfohlen.

Knochenbrühe

Aufgrund der vielen enthaltenen Nährstoffe sowie des hohen Gehalts an Glutamin und günstigen Schleimstoffen ist Knochenbrühe zur Unterstützung der Regeneration der Darmbarriere sehr hilfreich.

Anwendungshinweis: Wenn Ihre Darmbarriere oder Ihre Verdauung einen Tag Pause benötigt, dann hilft eine selbstgekochte Knochenbrühe.

Bewertung: Als Baustein der Basisernährung an mindestens drei Tagen pro Woche empfohlen.

Koriander

Die in Korianderfrüchten enthalten ätherischen Öle haben krampflösende, verdauungsfördernde und schleimhautschützende Eigenschaften. Die Evidenz ist jedoch schwach.

Anwendungshinweis: Die Korianderfrüchte zerreiben, da die Öle ansonsten nicht freigesetzt werden.

Bewertung: Keine Nebenwirkungen bekannt, schmackhaft. Einen Versuch wert.

Kreuzkümmel

Kreuzkümmel und dessen Leitsubstanz Cumin haben positive Effekte an der Darmbarriere und fördern die Verdauungsleistung. Bei Bauchkrämpfen und bei Durchfall hat das Gewürz Kreuzkümmel lindernde Wirkung.

Anwendungshinweis: Kreuzkümmel als Gewürz am besten täglich in die Ernährung einbauen.

Bewertung: Keine Nebenwirkungen bekannt, sehr schmackhaft. Einen Versuch wert.

Kurkuma

Kurkuma (Curcuma, gelber Ingwer) wirkt antientzündliche und fördert die Eubiose der Darmflora. Die Wirkung von Kurkuma wird hauptsächlich durch den Inhaltsstoff Curcumin vermittelt. Beide Wirkungen von Kurkuma sind positiv für die Darmbarriere

und bei zahlreichen entzündlichen Erkrankungen. Kurkuma werden auch antibakterielle und antifugale Wirkungen nachgesagt, sodass Kurkuma bei Leaky Gut und bei SIBO zum Einsatz kommen kann.
Anwendungshinweis: Kurkuma-Tees oder Kurkuma als Gewürz sind lecker und für die Darmbarriere stimulierend, haben aber keinen nachweisbaren dauerhaften Effekt. Für eine Verbesserung der Darmbarriere bedarf es einer regelmäßigen Einnahme von Kurkuma. Hierfür geeignet ist Kurkuma in Kapseln oder als Saft. Die empfohlene Dosierung beträgt 100–200 mg/Tag.
Bewertung: Starke Evidenz. Auf jeden Fall ausprobieren.

Olivenöl

Olivenöl enthält reichlich ungesättigte Fettsäuren, die gesundheitsförderlich sind. Es ist aus diesem Grund wichtiger Bestandteil der mediterranen Kost. Zusätzlich enthält Olivenöl die Substanzen Oleocanthal und Oleuropein, die an der Darmbarriere entzündungshemmend wirken.
Bewertung: Olivenöl gehört in jede darmbarriereschützende Basisernährung.

Quinoa

Quinoa ist bei Candidaproblemen vom Typ Dünndarmfehlbesiedlung/SIFO geeignet, das Candidawachstum zu unterbinden. Bei einer Empfindlichkeit gegenüber Getreideprodukten ist der Verzehr von Quinoa ein eleganter Weg, die Getreideprodukte zu ersetzen und dadurch den Beschwerdeauslöser Getreide zu meiden.
Anwendungshinweis: Bei Candidaproblemen oder Dünndarmfehlbesiedlung sollte eine Portion Quinoa pro Tag nicht fehlen.
Bewertung: Bei Getreideunverträglichkeiten und Dünndarmfehlbesiedlung auf jeden Fall einen Versuch wert. Bei Candidaproblemen Stellenwert unklar.

Phytotherapie

Bei den meisten pflanzlichen Präparaten ist die medizinische Wirkung nicht in klinischen Studien untersucht, sondern erschließt sich aus historischen Überlieferungen und Erfahrungen. Dies macht diese Inhaltsstoffe nicht weniger wirkungsvoll oder gar wirkungslos. Ich nenne Ihnen die darmfreundlichen Heilkräuter in alphabetischer Reihenfolge.

Anis

Anis lindert Bauchschmerzen und reduziert Blähungen. Günstige Wirkungen auf Leaky Gut und SIBO werden diskutiert. Die Anwendung kann sowohl als Tee, als Gewürz oder als Bauchmassage mit Anisöl erfolgen.
Bewertung: Aufgrund der Nebenwirkungsfreiheit unbedingt einen Versuch wert.

Fenchel

Fencheltee hilft nicht nur bei Blähungen, sondern wirkt auch entzündungshemmend und ist damit zum Schutz der Darmbarriere gut geeignet.
Bewertung: Fencheltee sollte nicht länger als sieben Minuten ziehen, denn länger gezogener Fencheltee kann Blähbauchbeschwerden verschlimmern.

Ingwer

Ingwer hat durch die enthaltenen Gingerole antientzündliche und antibakterielle Effekte, die die Darmbarriere kräftigen. Nachweislich verbessert sich die Verdauung, Blähungen und Übelkeit werden gelindert. Ingwertee oder Ingwerwasser können auf verschiedenste Weise zubereitet werden. Das Kochen von Ingwerscheiben über 10–15 Minuten mobilisiert die größte Menge an Gingerolen.
Bewertung: Ingwerwasser zählt zu den Basismaßnahmen bei Leaky Gut und SIBO.

Kümmel

Kümmel als Tee, Gewürz oder Kümmelöl ist exzellent entblähend und krampflösend.

Bewertung: Vor allem der Inhaltsstoff Carvon fördert bei regelmäßiger Anwendung das Wachstum einer weniger blähenden Darmflora und wirkt einer Dünndarmfehlbesiedlung entgegen.

Melisse

Melissentee fördert die Verdauungsleistung, wirkt krampflösend und unterstützt den Abtransport von Darmgasen. Dies ist gerade bei FABD (s. S. 130 f.) hilfreich.

Bewertung: Effekte auf Darmbarriere oder Dünndarmfehlbesiedlung sind nicht bekannt.

Minze

Minzöl regt die Darmtätigkeit an, fördert die Verdauung und reduziert bei langfristiger Einnahme durch Aktivierung von Kälterezeptoren die Überempfindlichkeit von Darmnerven. Kurzfristig sind ein paar Tropfen Minzöl in einem Glas mit lauwarmem Wasser hilfreich, langfristig ist verkapseltes Minzöl besser geeignet, da dieses Minzöl erst im Dünndarm freigesetzt wird. Ohne Verkapselung können Sodbrennen und Refluxbeschwerden ausgelöst werden.

Bewertung: Effekte auf die Darmbarriere sind nicht bekannt.

Myrrhe

Einem Kombinationsprodukt, das Myrrhe, Kamille und Kaffeekohle enthält, wurden in klinischen Studien antientzündliche und darmbarrierestabilisierende Effekte nachgewiesen. Die klinischen Studien wurden an Patienten mit aktiven Darmentzündungen durchgeführt. Zusätzlich finden sich vorteilhafte Effekte auf die Produktion kurzkettiger Fettsäuren, die der Darmbarriere förderlich sind.

Anwendungshinweis: Die Einnahme startet mit dreimal täglich zwei Kapseln und steigert sich über zwei Wochen auf dreimal täglich vier Kapseln.

Bewertung: Spätestens wenn Entzündungsvorgänge Ursache für die Schwächung der Darmbarriere sind, ist diese Kombination einen Versuch wert. Die Wirkung ist in klinischen Studien gut abgesichert. Aufgrund der gut belegten Wirksamkeit wird das Myrrhe-Kombinationsprodukt in Behandlungsleitlinien bei entzündlicher Aktivität an der Darmbarriere empfohlen.

Tannine

Tannine haben adstringierende, desinfizierende und schleimhautabdichtende Wirkungen. Unter adstringierender Wirkung wird verstanden, dass beim Auftragen auf eine Wunde ein trocknender, schutzfilmbildender und entzündungshemmender Effekt auftritt. In der Akutbehandlung von Durchfallerkrankungen und in der Prävention von Reisedurchfall sind Tannine eine wertvolle Hilfe. Ein direkter Effekt auf die Durchlässigkeit der Darmbarriere besteht nicht.
Bewertung: Zur kurzfristigen Therapie geeignet. Ob auch eine dauerhaftere Einnahme hilfreich ist, ist unklar. Bei Reizdarmbeschwerden vom Durchfalltyp wäre dies einen Versuch wert.

Pflanzliche Kombinationspräparate

Verschiedenste pflanzenbasierte Kombinationstherapeutika haben verdauungsfördernde, entblähende und entkrampfende Wirkungen. Beispiele hierfür sind Pfefferminz-Kümmelöl-Präparate, Mischpräparate auf Ingwer- und Ginsengbasis (Rikkunshito) und Präparate auf Artischockenbasis. Sehr gut untersucht ist der darmbarriereunterstützende Effekt eines Kombinationsphytotherapeutikums aus Schleifenblume, Angelikawurzel, Kümmelfrüchten, Kamillenblüten, Mariendistel, Melissenblättern, Schöllkraut, Pfefferminz und Süßholzwurzel (Iberogast®). Diese Pflanzenkombination bessert nachgewiesenermaßen die Durchlässigkeit der Darmbarriere und ist daher als ein Leaky-Gut-Therapeutikum anzusehen. Gerade wenn beim Leaky Gut Verdauungsbeschwerden im Vordergrund stehen, ist ein Therapieversuch empfohlen.
Anwendungshinweis: Dreimal 20 Tropfen vor oder zu den Mahlzeiten, kurzfristig oder langfristig.

EXTRA: Weitere Phytotherapien

Weniger gut untersucht sind viele andere pflanzliche Wirkstoffe, die vor allem symptombezogen eingenommen werden. In der Tabelle finden Sie einen Überblick über pflanzliche Therapien, die in der Behandlung von Leaky Gut und SIBO unterstützend eingesetzt werden können.

Heilkräuter		
Pflanze	**Wirkmechanismus**	**Günstig bei/als ...**
Aloe Vera	Antimikrobiell, immunstimulierend	Verstopfung. In kleinen Mengen beginnen, wird nicht von jedem vertragen
Anisfrüchte	Blähungstreibend (karminativ), verdauungsfördernd, krampflösend (spasmolytisch), antimikrobiell	Tee bei Bauchschmerzen, Blähungen, Verdauungsstörungen
Blutwurz	Gerbstoffe: antibakteriell, entzündungshemmend	Tee oder Tinktur bei Verdauungsstörungen, Durchfall und Schleimhautentzündung
Fenchelfrüchte	Ätherisches Öl (Anethol, Fenchon): krampflösend, entspannend, blähungstreibend, verdauungsfördernd, antimikrobiell	Tee oder Öl bei Bauchschmerzen, Bauchkrämpfen, Blähungen, Verdauungsstörungen
Flohsamen	Binden überschüssige Flüssigkeit, präbiotische Wirkung	Verdauungsstörungen, die mit Stuhltexturveränderungen (Durchfall, Verstopfung) oder unregelmäßigem Stuhlgang einhergehen
Hamamelisblätter Hamamelisrinde	Gerbstoffe: antibakteriell, antiviral, entzündungshemmend	Tee bei Durchfall und Schleimhautentzündung, wird in antientzündlichen Hautsalben verwendet

Heilkräuter		
Pflanze	**Wirkmechanismus**	**Günstig bei/als ...**
Heidelbeer-früchte	Gerbstoffe, entzündungs-hemmend, antibakteriell	Tee bei Durchfall und Schleimhautentzündung
Ingwer	Ätherische Öle (Borneol, Cineol): antiemetisch (beugen Übelkeit vor), antimikrobiell, spasmolytisch, schmerzlindernd, entzündungshemmend, blähungstreibend, antioxidativ	Tee, Tabletten, Kapseln bei Übelkeit, Erbrechen, Blähungen, Appetitlosigkeit, Schleimhautentzündung
Kalmus	Blähungstreibend (karminativ), verdauungsfördernd, krampflösend	Tee bei Reizmagen, Darmkrämpfen, Schleimhautentzündung, Darmträgheit, Blähungen
Kamillen-blüten	Ätherisches Öl und Flavonoide: entzündungshemmend, krampflösend, antimikrobiell, fördert Schleimhautregeneration	Tee bei Bauchschmerzen, Bauchkrämpfen, Schleimhautentzündung
Kümmel-früchte	Blähungstreibend, verdauungsfördernd, krampflösend, antimikrobiell	Tee oder verkapseltes Öl bei Bauchschmerzen, Blähungen, Verdauungsstörungen
Kurkuma	Gallentreibend, antioxidativ, entzündungshemmend, antimikrobiell, schmerzlindernd	Tee, Gewürz, verkapselt, Saft. Bei Schleimhautentzündung, Darmträgheit, Verdauungsstörungen
Minze	Verdauungsfördernd, krampflösend, antimikrobiell	Tee oder verkapseltes Öl bei Bauchschmerzen, Bauchkrämpfen, Verdauungsstörungen
Myrrhe	Krampflösend, desinfizierend, entzündungshemmend	Tinktur oder in Kombinationspräparaten

Heilkräuter		
Pflanze	**Wirkmechanismus**	**Günstig bei/als ...**
Pestwurz	Ätherisches Öl, Flavonoide: krampflösend, schmerzlindernd, antiallergisch, entzündungshemmend	Tee, Kapseln bei Bauchschmerzen, Bauchkrämpfen, Reizmagen
Rosenwurz	Glykoside: wirken auf Serotonin- und Dopaminstoffwechsel	verbessert stressbedingte Beschwerden
Weihrauch/ Boswellia	Ätherisches Öl und Boswelliasäuren: entzündungshemmend, immunmodulierend, antimikrobiell, schmerzlindernd	Tabletten oder Öl bei Darmentzündungen
Wiesenknopfkraut	Gerbstoffe: antibakteriell, entzündungshemmend	Tee bei Durchfall und Schleimhautentzündung

Nebenwirkungen beachten

Auch Nahrungsergänzungsmittel, Probiotika und pflanzliche Präparate haben Nebenwirkungen. Die Annahme, dass diese alle völlig harmlos und frei von Nebenwirkungen sind, trifft nicht zu. Auch sie können ungünstige Wirkungen entfalten und sollten daher niemals unkritisch und ohne Notwendigkeit eingenommen werden. Da diese Präparate, im Gegensatz zu Medikamenten, keine groß angelegten klinischen Studien durchlaufen, sind bis heute nicht alle Wirkmechanismen geklärt und nicht alle Nebenwirkungen bekannt. Manche dieser Präparate, wie zum Beispiel Kava Kava, verschiedene hochdosierte Schöllkrautpräparate, Huflattich- oder Pestwurzpräparate dürfen aus Sicherheitsgründen nicht mehr medizinisch verwendet werden. Gerade bei pflanzlichen Präparaten sollte daher ein Arzt oder Apotheker zur Sicherheit und um Interaktionen mit anderen gleichzeitig eingenommenen Präparaten zu vermeiden, um Rat gefragt werden. Vor allem Probiotika können aufgrund ihrer Eigenschaften verschiedene Beschwerden verursachen. Erst kürzlich wurde ein Probiotikasyndrom, das mit Benebelungsgefühl, Blähbauch und Flatulenz einherging, beschrieben. Dieses Syndrom kann durch die Einnahme verschiedener Probiotika ausgelöst werden. Von Präparaten aus unsicheren Quellen, gerade wenn diese im Internet bestellt werden, rate ich ab.

Anhang

Auf einen Blick

ZUR ERINNERUNG
SIBO = Small Intestinal Bacterial Overgrowth
SIFO = Small Intestinal Fungal Overgrowth
IMO = Intestinal Methanogen Overgrowth

SIBO/SIFO/IMO – GRUNDVERSTÄNDNIS

- Bei der SIBO kommt es zu einer Überwucherung des Dünndarms mit Mikroben.
- Bei den Mikroben, die eine SIBO verursachen, kann es sich um Bakterien der körpereigenen Flora oder um fremde Bakterien handeln.
- Eine Überwucherung mit Pilzen wird SIFO genannt.
- Die Überwucherung mit methanbildenden Mikroben wird IMO genannt, hier findet die Überwucherung hauptsächlich im Dickdarm statt.
- Als Folge der Überwucherung entstehen verschiedenste Magen-Darm-Beschwerden sowie weitere körperliche Symptome.
- SIBO und IMO können anhand der Symptome und mit einem diagnostischen Atemtest nachgewiesen werden, die SIFO wird anhand von Symptomen und einer Stuhldiagnostik erkannt.
- An vorderster Stelle stehen bei SIBO, SIFO und IMO das Erkennen von auslösenden Grundkrankheiten sowie das Erkennen und Vermeiden von auslösenden Ernährungs- und Lebensstilfaktoren.
- Die Therapie erfolgt mit Ursachenbeseitigung, der Einnahme von antimikrobiellen Präparaten, der Reduktion von Zucker und einer Ernährungsumstellung.
- Sofern dies nicht ausreicht, können ergänzende Einnahmen von verschiedenen Produkten die Beschwerden lindern.

WAS ES ZU TUN GIBT – CHECKLISTE

- Hintergründe zum Krankheitsbild erfassen
- sinnvolle Diagnostik zu Leaky Gut und SIBO verstehen
- eigene Symptome erkennen
- anderweitige Erkrankungen ausschließen
- Nährstoffmängel beheben
- mit Nahrungsmittelunverträglichkeiten beschäftigen
- ungünstige Ernährungsfaktoren beenden
- Ernährungsumstellungen beginnen
- Ballaststoffzufuhr erhöhen
- FODMAP-Diät ausprobieren
- Lebensstil anpassen
- Alkohol-, Nikotin- und übermäßigen Kaffeekonsum beenden
- Maßnahmen zur Stressreduktion durchführen
- regelmäßigen Sport praktizieren
- Darmpflege und Probiotika versuchen
- gezielte Enzymtherapie ausprobieren
- gezielt Supplemente einsetzen
- geeignete Phytotherapie und Tees in den Alltag integrieren
- Darmträgheit mitdenken.

FOODMAP-Gehalt ausgewählter Lebensmittel

Sie können den FODMAP-Gehalt von Lebensmitteln dieser Lebensmitteltabelle entnehmen.

Nahrungsmittel, die viele FODMAPs enthalten und reduziert werden sollte		
Früchte	**Gemüse und Hülsenfrüchte**	**Getreide und Getreideers**
Apfel Aprikose Avocado Birne Brombeeren Feigen Granatapfel Grapefruit Guave, unreif Johannisbeeren Kaki (Persimone) Kirschen Litschis Mango Mirabelle Nashi-Birne Nektarine Pfirsich Pflaumen Wassermelone Zwetschgen Zuckerbanane, reif	Artischocke Blumenkohl Bohnen (alle außer grüne Stangenbohnen) Erbsen Frühlingszwiebel (weißer Teil) Knoblauch Kraut/Kohl Lauch/Poree (weißer Teil) Linsen* Pilze Rote Bete Schalotte Schwarzwurzel Sojabohnen Spargel Süßkartoffel Topinambur Wirsing Zuckererbsen Zuckermais Zwiebel	Brot, Cerealien, Gebäck, Gries, Flocken, Nudeln, Mehl etc. aus: • Amaranth • Gerste • Grünkern • Lupine • Roggen • Triticale • Weizen
Obstkonserven Kokoswasser Fruchtsäfte getrocknete Früchte		Bulgur Couscous Grünkern Lupinenmehl Weizenkeime
* FODMAP-Gehalt variiert je nach Verarbeitung		

Milchprodukte und Milchersatz	Andere Nahrungsmittel
Buttermilch	**Süßungsmittel**
Crème fraîche	Agavensirup
Joghurt	Fruktosesirup
Kaffeesahne	Honig
Kaffeeweißer	Maissirup
Kefir	Zuckeraustauschstoffe (-it und -ol)
Kondensmilch	
Milch	**Schokolade**
Milcheis	Milchschokolade
Milchpulver	weiße Schokolade
Molke	Carob-Schokolade
Molkenpulver	
Quark	**Nüsse und Samen**
Sahne	Cashewkerne
Sauerrahm	Pistazien
Schmand	
Sojamilch* (aus Sojabohnen)	**Alkoholische Getränke**
Tsatsiki	Bier (mehr als ein Glas)
Käse	Likör
Frischkäse	Portwein
Halloumi	Rum
Mascarpone	Sherry
Molkenkäse	Wein, Schaumwein (halbtrocken; süß)
	pflanzliches Eiweiß
	Seidentofu

Nahrungsmittel, die wenig FODMAPs enthalten.

Früchte	Gemüse und Hülsenfrüchte	Getreide und Getreideers
Ananas	Alfalfa	Brot, Cerealien, Gebäck, Gries, Flocken, Nudeln, Me etc. aus:
Banane	Aubergine	• Buchweizen
Blaubeeren	Brokkoli (kP)	• Dinkel*
Cantaloupe-Melone	Butternutkürbis (kP)	• Hafer*
Clementine	Chicorée-Salat	• Hirse
Drachenfrucht	Chilischoten	• Kartoffeln
Durian	Chinakohl	• Mais (Polenta)
Erdbeeren	Fenchel	• Quinoa
Galia-Melone	Frühlingszwiebel (grüner Teil)	• Reis
Guave, reif	grüne Stangenbohnen	• Tapioka
Himbeeren	Gurke	Flohsamen
Honigmelone	Hokkaidokürbis	Popcorn
Kaktusfeige	Ingwer	Cornflakes (kP)
Karambola	Karotte	Kartoffelchips (kP)
Kastanien	Kartoffel	Maischips (kP)
Kiwi	Kohlrabi	
Kumquat	Kichererbsen* (kP)	
Limette	Knollensellerie (kP)	
Mandarine	Lauch/Poree (grüner Teil)	
Maracuja	Linsen*, konserviert	
Maronen	Mais (kP)	
Netzmelone	Maniok (kP)	
Orange	Mangold	
Papaya	Okra	
Rhabarber	Oliven	
Sternfrucht	Paprika	
Weintrauben	Pastinake	
Zitrone	Radieschen	
Zuckermelone	Rettich	
	Rosenkohl (kP)	
	Rotkohl	
	Salat	
	Schnittlauch	
	Sojasprossen	
	Spaghettikürbis	
	Spinat	
	Staudensellerie (kP)	
	Tomate	
	Weißkraut	
	Zucchini	

* kP = kleine Portion; FODMAP-Gehalt variiert je nach Verarbeitung

Milchprodukte und Milchersatz	Andere Nahrungsmittel
Laktosefreie Milch Laktosefreie Milchprodukte Butter Margarine Kokosmilch Sojamilch* (aus Sojaprotein) **Käse** Bergkäse Brie Butterkäse Camembert Cheddar Chester Edamer Emmentaler Feta Gorgonzola Gouda Hartkäse Harzer Käse Hüttenkäse Mozzarella Parmesan Pecorino Raclette Ricotta Tilsiter	**Süßungsmittel** Ahornsirup Aspartam Stevia Zucker (weiß, braun) Zuckersirup **Schokolade** dunkle Schokolade **Nüsse und Samen** jeweils weniger als 15 Stück: • Haselnüsse • Macadamia • Mandeln • Paranüsse • Pekannüsse • Walnüsse jeweils bis zu 15 g: • Chia-Samen • Erdnüsse • Kürbiskerne • Sesam • Sonnenblumenkerne **Alkoholische Getränke** Bier (bis 1 Glas) Wein (trocken) **Fleisch und pflanzliches Eiweiß** Eier, Fisch und Fleisch Meeresfrüchte Tofu (fest, natur) Tempeh **Öle und Soßen** Essig Pflanzenöle Senf Sojasoße

Lebensmittel-gruppe	FODMAP-reiche Lebensmittel ...	ersetzen durch FODMAP-arme Alternativen
Obst	Apfel, Aprikose, Avocado, Birne, Brombeeren, Grapefruit, Johannisbeeren, Kirschen, Litschis, Mango, Nashi-Birne, Nektarine, Persimone, Pfirsich, Pflaumen, Wassermelone, Zwetschgen	Ananas, Banane, Blaubeeren, Clementine, Erdbeeren, Himbeeren, Honigmelone, Kiwi, Limette, Mandarine, Maracuja, Netzmelone, Orange, Papaya, Rhabarber, Weintrauben, Zitrone
Gemüse und Hülsenfrüchte	Artischocke, Blumenkohl, Bohnen (alle außer grüne Stangenbohnen), Chicorée, Erbsen, Frühlingszwiebel (weißer Teil), Knoblauch, Kraut, Lauch (weißer Teil), Linsen, Pilze, Rote Bete, Schalotte, Sojabohnen, Spargel, Süßkartoffel, Wirsing, Zuckererbsen, Zuckermais, Zwiebel	Alfalfa, Aubergine, Butternutkürbis (kl. Portion), Brokkoli (kl. Portion), Chicorée-Salat, Chinakohl, Fenchel, Frühlingszwiebel (grüner Teil), grüne Stangenbohnen, Gurke, Hokkaidokürbis, Ingwer, Karotte, Kartoffel, Kohlrabi, Kichererbsen (kl. Portion, einweichen und Wasser abgießen), Lauch (grüner Teil), Mangold, Okra, Oliven, Paprika, Pastinake, Rettich, Rosenkohl (kl. Portion), Salat, Schnittlauch, Staudensellerie (kl. Portion), Sojasprossen, Spinat, Tomate, Weißkraut, Zucchini
Mehle, Getreide	Produkte aus Weizen (Weizengrieß, Weizenkeime, Weizenkleie, Bulgur, Couscous), Gerste, Roggen, Triticale, Amaranth und Lupine	Produkte aus Buchweizen, Dinkel, Hafer, Hirse, Mais, Quinoa, Reis, Tapioka, Kartoffelmehl.*

Lebensmittelgruppe	FODMAP-reiche Lebensmittel ...	ersetzen durch FODMAP-arme Alternativen
Milchprodukte	Frischkäse, Joghurt, Kondensmilch, Mascarpone, Milchpulver, Milcheis, Sahne, Sauerrahm	laktosefreie Milch, laktosefreie Milchprodukte, Brie, Camembert, Cheddar, Feta, Hartkäse, Mozzarella, Parmesan
Süßungsmittel	Agavensirup, Fruktosesirup, Honig, Maissirup, Zuckeraustauschstoffe mit der Endung -it bzw. ol (Mannit-ol, Sorbit-ol, Maltit-ol, Xylit-ol)	Ahornsirup, Aspartam, Reissirup, Stevia, Zucker (weiß, braun), Zuckersirup
Nüsse und Samen	Cashewnüsse, Pistazien	alle anderen Nüsse und Samen in kleinen Mengen

* Der FODMAP-Gehalt kann je nach Herstellungsverfahren variieren.